ますます心とカラダを整える

おとなのための1分音読

大東文化大学文学部准教授
山口謠司

自由国民社

はじめに

世の中には、数え切れないほどの書物があります。その中には、それぞれの人に心を捉えて放さない1冊があるのではないかと思います。勇気をくれる本、哀しみを癒やしてくれる本、思いがけない気付きをくれる本、折に触れて読むと読む度に誰かを思い出す本……。

まだそんな本に出会っていないという人もいるかもしれません。出会わなければそれはそれでいいのですが、でもそんな1冊の本が手元にあることは、長い人生を生きる上で、ちょっとした心の支えになってくれます。「もし無人島に行くなら、何を持って行こう？」そんな気持ちで大事にしたい1冊を探すのも、読書の楽しみの1つなのではないかと思います。

そして、もしそんな本があれば（あるいは見つかれば）、ぜひ目で読むだけでなく、声に出して読んでみてはいかがでしょうか。作家は皆、頭の中に流れる言葉のリズムと、そのリズムの襞の中に想いを埋め込みながら、文章を綴って行くものです。

文章は、音楽ととても似ているといってもいいでしょう。音楽を聴くように文章を読んで行くと、その作家の息遣い、筆から流れたリズムやテンポなどを感じられる時があります。読んでいて心地いいなと思う文章とは、往々にして自分の心臓の鼓動や呼吸が、作品のリズムなどに合っているものです。音読は、それを感じることができる唯一の方法なのです。

人類は、いよいよ百歳まで生きる時代に突入しました。私は思わず、父母の年代の人たちのみならず、五十代後半に差し掛かる同年代の人たちにも、「老年よ、大志を抱かん！」と呼び掛けたくなります。老眼や聴力の退化など、年を取ると次第に身体の衰えを感じるようになります。でも年を取れば取っただけ、それを埋めるに足る経験と実績が身体に染み込んでいます。それを十分に発揮すれば、例えば若い時に初めて目標を立てて何かをやろうとした時の困難などを、乗り越えて行くことができるのではないでしょうか。

先のことはあまり考えず、また決して諦めることなく、一歩一歩を着実にやって行くしかありません。そのためには、身体を鍛えることはもちろんですが、声を出すことも大切です。自分を支えてくれる作品を探す音読という楽しみは、心身に良い効果をもたらし、栄養を身体に取り入れる食べるという力や、自分の考えを人に話すための力をも与えてくれるでしょう。

令和元年九月吉日　菫雨白水堂

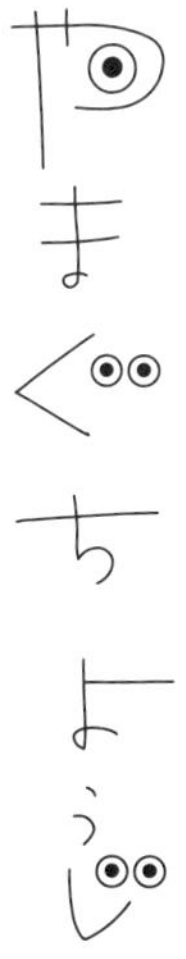

推薦の言葉

毎日の健やかな心とカラダのために、音読をお薦めします。

「音読」というと、学生時代に国語や英語の授業で教科書を読んだことを思い浮かべる人が多いかもしれません。大人が文章を読む時には、「黙読」をすることが圧倒的に多いと思います。

しかし、「音読」には「黙読」にはないメリットがたくさんあります。

1. 気持ちが落ち着きます。

気持ちを落ち着かせる作用があるセロトニン（神経伝達物質）は、音読をすることで多く分泌されます。音読を習慣にすることで、安定した精神状態を導くだけでなく、認知症やうつの予防にも効果が期待できるでしょう。

2. やる気が出てきます。

やる気や自制心を司る脳の前頭葉は、音読によって刺激することができます。前頭葉は意識して動かすことが必要で、音読はその適した手段です。フットワークが軽くなったり、ネガティブな気持ちに向き合うことが上手になったりするでしょう。

3. ストレスが解消し、抵抗力がアップします。

カラオケが好きな人なら、歌を歌ってスッキリした経験があるでしょう。大きな声を出すことで、ストレスホルモンが少なくなるだけでなく、内臓の働きも活性化しますから、病気に対する抵抗力も高まる可能性があります。歌の苦手な人でも音読なら気軽に始められます。

4. 脳が活性化されます。

「黙読」では目で情報を読み取って脳にインプットしますが、「音読」では声に出して文章を読むアウトプットが加わります。音読は視覚と聴覚の両方を同時に用いることで、脳の活性化に効果があるのです。

5. 誤嚥性肺炎の予防に役立ちます。

のどの筋肉は年齢とともに衰えていきます。本来食道に入るべき食べ物が誤って気管に入ることで起こる誤嚥性肺炎は、年を重ねるとともに気をつけたい病気のひとつです。予防のためにも、音読でのどの筋肉を自然に鍛えましょう。

このように、音読には心とカラダに心地よい、さまざまな効果が期待できます。

本書には、誰もが一度は読んだことのある名文から、あまり知られていないけれど読んでみると実に味わい深い佳作まで、1分を目安に読むことができるバラエティーに富んだ文章が収められています。子どものものだけにしておくのは、あまりにももったいない音読。1日のスタートや眠る前のわずかな時間など、あなたの生活に毎日少しずつ取り入れてみませんか。

医師・ジャーナリスト　森田　豊

目次

第1章

元気が出る音読

最初の章では、歯切れの良い文章、じわっと熱気が伝わってくる文章、優しい気持ちになれる文章など、さまざまな観点から元気になれそうな作品を収めました。声に出して読んでみると、きっと明るい気持ちになれることでしょう。

変身《へんしん》

カフカ
訳：原田義人《はらだよしと》

ある朝《あさ》、グレゴール・ザムザが気《き》がかりな夢《ゆめ》から目《め》ざめたとき、自分《じぶん》がベッドの上《うえ》で一《いっ》匹《ぴき》の巨大《きょだい》な毒虫《どくむし》に変《かわ》ってしまっているのに気《き》づいた。彼《かれ》は甲殻《こうかく》のように固《かた》い背中《せなか》を下《した》にして横《よこ》たわり、頭《あたま》を少《すこ》し上《あ》げると、何本《なんぼん》もの弓《きゅう》形《けい》のすじにわかれてこんもりと盛《も》り上《あ》がっている自分《じぶん》の茶色《ちゃいろ》の腹《はら》が見《み》えた。腹《はら》の盛《も》り上《あ》がりの上《うえ》には、かけぶとんがすっかりずり落《お》ちそうになって、まだやっともちこたえていた。ふだんの大《おお》きさに比《くら》べると情《なさ》けないくらいかぼそいたくさんの足《あし》が自分《じぶん》の眼《め》の前《まえ》にしょん

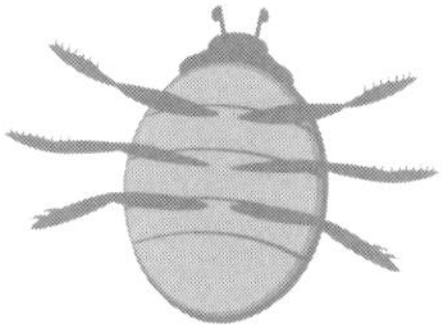

変身
ある日、巨大な毒虫になっていたグレゴールは、最後は家族からも見捨てられ、痩せ衰えて死んでしまいます。その間に妹は美しく成長し、毒虫の死後、両親は彼女のために婿を探そうとします。不条理を描いた名作です。

甲殻
エビやカニなどの身体を覆っている、硬い外皮のことです。

ぼりと光《ひか》っていた。
「おれはどうしたのだろう？」と、彼《かれ》は思《おも》った。夢《ゆめ》ではなかった。自分《じぶん》の部屋《へや》、少《すこ》し小《ちい》さすぎるがまともな部屋《へや》が、よく知《し》っている四《よっ》つの壁《かべ》のあいだにあった。テーブルの上《うえ》には布地《ぬのじ》の見本《みほん》が包《つつ》みをといて拡《ひろ》げられていたが――ザムザは旅廻《たびまわ》りのセールスマンだった――、そのテーブルの上方《じょうほう》の壁《かべ》には写真《しゃしん》がかかっている。それは彼《かれ》がついさきごろあるグラフ雑誌《ざっし》から切《き》り取《と》り、きれいな金《きん》ぶちの額《がく》に入《い》れたものだった。

ワンポイントアドバイス

気持ちの悪い、びっくりするような文章ですね。「一体、どうなってしまうのだろう？」と奇妙な不安が湧いてきます。その不安をそのまま抱いて読んでみてください。毒虫・グレゴールがガサガサと動く音が聞こえてくるかもしれません。

グラフ雑誌
写真を主体とする雑誌のことをいいます。

フランツ・カフカ
原田義人
カフカはプラハで生を受けたユダヤ人作家で、その作品はドイツ語で書かれました。代表作「変身」の他、長編小説「審判」「城」などがあります。原田義人は、早世が惜しまれる昭和のドイツ文学者です。

それから

夏目《なつめ》漱石《そうせき》

誰《だれ》か慌《あわ》ただしく門前《もんぜん》を馳《か》けて行《い》く足音《あしおと》がした時《とき》、代助《だいすけ》の頭《あたま》の中《なか》には、大《おお》きな俎下駄《まないたげた》が空《くう》から、ぶら下《さが》っていた。けれども、その俎下駄《まないたげた》は、足音《あしおと》の遠《とお》退《の》くに従《したが》って、すうと頭《あたま》から抜《ぬ》け出《だ》して消《き》えてしまった。そうして眼《め》が覚《さ》めた。

枕元《まくらもと》を見《み》ると、八重《やえ》の椿《つばき》が一輪《いちりん》畳《たたみ》の上《うえ》に落《お》ちている。代助《だいすけ》は昨夕《ゆうべ》床《とこ》の中《なか》で慥《たし》かにこの花《はな》の落《お》ちる音《おと》を聞《き》いた。彼《かれ》の耳《みみ》には、それが護謨毬《ゴムまり》を天井裏《てんじょううら》から投《な》げ付《つ》けたほどに響《ひび》いた。夜《よ》が更《ふ》けて、四隣《あたり》が静《しず》かな所為《せい》かとも思《おも》ったが、念《ねん》のため、右《みぎ》の手《て》を心臓《しんぞう》の上《うえ》に載《の》せて、肋《あばら》のはずれに正《ただ》しく中《あた》る血《ち》

それから
明治42（1909）年、朝日新聞に連載された長編小説です。本家からもらうお金で仕事もせず暮らす高等遊民・長井代助が、友人の妻を自分のものにするという、ちょっとドキッとさせられる内容です。

俎下駄
大きな俎のような下駄のことをいいます。

護謨毬
ゴム製のボールです。

の音《おと》を確《たし》かめながら眠《ねむ》に就《つ》いた。
ぼんやりして、少時《しばらく》、赤《あか》ん坊《ぼう》の頭《あたま》ほどもある大《おお》きな花《はな》の色《いろ》を見詰《みつ》めていた彼《かれ》は、急《きゅう》に思《おも》い出《だ》したように、寝《ね》ながら胸《むね》の上《うえ》に手《て》を当《あ》てて、また心臓《しんぞう》の鼓動《こどう》を検《けん》し始《はじ》めた。寝《ね》ながら胸《むね》の脈《みゃく》を聴《き》いて見《み》るのは彼《かれ》の近来《きんらい》の癖《くせ》になっている。動悸《どうき》は相変《あいかわ》らず落《お》ち付《つ》いて確《たしか》に打《う》っていた。彼《かれ》は胸《むね》に手《て》を当《あ》てたまま、この鼓動《こどう》の下《もと》に、温《あたた》かい紅《くれない》の血潮《ちしお》の緩《ゆる》く流《なが》れる様《さま》を想像《そうぞう》して見《み》た。これが命《いのち》であると考《かんが》えた。自分《じぶん》は今流《いまなが》れる命《いのち》を掌《てのひら》で抑《おさ》えているんだと考《かんが》えた。

ワンポイントアドバイス

大学を卒業して何の仕事もしないで生きている高等遊民・代助が、「生きている」という実感を得たいと思いながら、眼の前の些細な出来事に「意味」を持たせていきます。そんな触角で探るような気分で読んでください。

検し始めた
「検査し始めた」「調べ始めた」という意味です。

夏目漱石
慶応3（1867）年－大正5（1916）年
東京生まれ。英文学者、小説家、漢詩人。漱石が遺した大きな功績のひとつといえるのが、多くの後進を導いたことでしょう。芥川龍之介、鈴木三重吉、志賀直哉をはじめ、多くの文人が名を連ねています。

濹東綺譚《ぼくとうきたん》

永井荷風《ながいかふう》

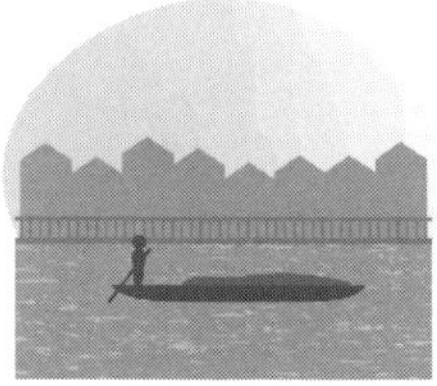

わたくしは殆《ほとん》ど活動写真《かつどうしゃしん》を見《み》に行《い》ったことがない。

おぼろ気《げ》な記憶《きおく》をたどれば、明治三十年頃《めいじさんじゅうねんごろ》でもあろう。神田錦町《かんだにしきちょう》に在《あ》った貸席錦輝館《かしせききんきかん》で、サンフランシスコ市街《しがい》の光景《こうけい》を写《うつ》したものを見《み》たことがあった。活動写真《かつどうしゃしん》という言葉《ことば》のできたのも恐《おそ》らくはその時分《じぶん》からであろう。それから四十余年《よんじゅうよねん》を過《す》ぎた今日《こんにち》では、活動《かつどう》という語《ことば》は既《すで》にすたれて他《ほか》のものに代《かえ》られているらしいが、初《はじ》めて耳《みみ》にしたものの方《ほう》が口馴《くちな》れて言《い》いやすいから、わたくしは依然《いぜん》としてむ

濹東綺譚
昭和11（1936）年に書かれた小説です。隅田川の東側、現・東武伊勢崎線東向島駅付近を舞台にしたものです。小説家である大江とふとしたことで知り合ったお雪の、美しくも哀れな出逢いと別れが記されます。

活動写真
映画のことです。

神田錦町
神田神保町、神田小川町に接するところです。開成学校、東京法学校（現・法政大学）、東京工科学校など、多くの学校がありました。

貸席
料金を取って、会合や食事をする客に貸す座敷です。

錦輝館
明治24（1891）年開業、大正7（1918）年に焼失した多目的会場です。現・東京国税局神田税務署の所在地にありました。アメリカ、イタリアなどの洋画を定期的に上映していました。

口馴れて
「言葉にするのに慣れて、言いやすいので」という意味です。

廃語
現在「死語」といわれるもので、使われなくなった言葉のことをいいます。

かしの廃語をここに用いる。
震災《しんさい》の後《のち》、わたくしの家《いえ》に遊《あそ》びに来《き》た青年作家《せいねんさっか》の一人《ひとり》が、時勢《じせい》におくれるからと言《い》って、無理《むり》やりにわたくしを赤坂溜池《あかさかためいけ》の活動小屋《かつどうごや》に連《つ》れて行《い》ったことがある。何《なん》でも其頃《そのころ》非常《ひじょう》に評判《ひょうばん》の好《よ》いものであったというが、見《み》ればモオパッサンの短篇小説《たんぺんしょうせつ》を脚色《きゃくしょく》したものであったので、わたくしはあれなら写真《しゃしん》を看《み》るにも及《およ》ばない。原作《げんさく》をよめばいい。その方《ほう》がもっと面白《おもしろ》いと言《い》ったことがあった。

ワンポイントアドバイス

英語、フランス語に堪能で、江戸の粋を知った荷風の緻密な文章は、本当に味があります。その味は、何度も繰り返し読むことで少しずつわかってきます。1960年に作られた映画も、雰囲気をつかむにはぴったりです。

震災
大正12（1923）年に起こった、関東大震災のことです。

赤坂溜池
現在の東京都港区赤坂見附から虎ノ門に至る、外堀通りに当たります。神田上水、玉川上水が整備されるまで、ここにあった溜池が上水源として利用されていました。

活動小屋
映画館のことです。

モオパッサン
ギ・ド・モーパッサン（1850〜1893）、フランスの自然主義作家です。その作品「女の一生」「ベラミ」「ピエールとジャン」などは、日本の小説にも大きな影響を与えました。

脚色
小説・ドキュメントの類や事件などを、演劇や映画、放送の脚本の形に書き改めたり、書き下ろしたりしたものです。

永井荷風
明治12（1879）年－昭和34（1959）年
東京生まれ。小説家。美に最上の価値を見出す耽美派を代表する作家で、谷崎潤一郎と並び称されました。「濹東綺譚」が最初に映画化された際、荷風自身とされる主人公を演じたのは、芥川龍之介の長男・比呂志（ひろし）です。

少年探偵団《しょうねんたんていだん》

江戸川乱歩《えどがわらんぽ》

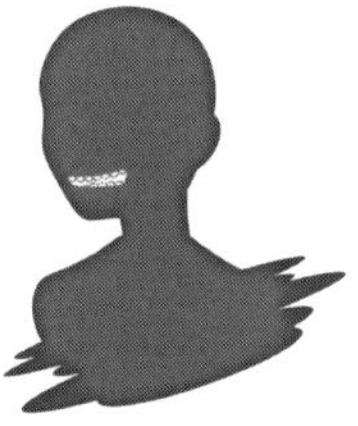

そいつは全身《ぜんしん》、墨《すみ》を塗《ぬ》ったような、おそろしくまっ黒《くろ》なやつだということでした。「黒《くろ》い魔物《まもの》」のうわさは、もう、東京中《とうきょうじゅう》にひろがっていましたけれど、ふしぎにも、はっきり、そいつの正体《しょうたい》を見《み》きわめた人《ひと》は、だれもありませんでした。

そいつは、暗《くら》やみの中《なか》へしか姿《すがた》をあらわしませんので、何《なに》かしら、やみの中《なか》に、やみと同《おな》じ色《いろ》のものが、もやもやと、うごめいていることはわかっても、それがどんな男《おとこ》であるか、あるいは女《おんな》であるか、おとなのか子《こ》どもなのかさえ、はっきりとはわからないのだとい

少年探偵団

昭和11(1936)年、雑誌『少年倶楽部』に連載されました。20の顔を持つ変装名人は、予告状を送って盗難を繰り返します。この事件を解決するのが、名探偵・明智小五郎と小林少年を団長とする少年探偵団です。

うことです。
あるさびしいやしき町《まち》の夜番《よばん》のおじさんが、長《なが》い黒板塀《くろいたべい》の前《まえ》を、例《れい》のひょうし木《ぎ》をたたきながら歩《ある》いていますと、その黒板塀《くろいたべい》の一部分《いちぶぶん》が、ちぎれでもしたように、板塀《いたべい》とまったく同《おな》じ色《いろ》をした人間《にんげん》のようなものが、ヒョロヒョロと道《みち》のまんなかへ姿《すがた》をあらわし、おじさんのちょうちんの前《まえ》で、まっ白《しろ》な歯《は》をむきだして、ケラケラと笑《わら》ったかと思《おも》うと、サーッと黒《くろ》い風《かぜ》のように、どこかへ走《はし》りさってしまったということでした。

やしき町
大きな住宅、立派な構えの家が建ち並ぶ町のことです。

夜番
強盗、盗難、火災などを防止するために、夜、拍子木などを持って町を廻る人たちのことです。

黒板塀
黒渋を塗った板塀です。

ワンポイントアドバイス

怖い話ですね。でもこんな怖い話って、「次はどうなるんだろう?」と惹かれてしまいます。夜の闇の中に得体の知れないものがうごめいているかのように綴られた、乱歩の文章のおどろおどろしさを感じてみましょう。

江戸川乱歩
明治27（1894）年－昭和40（1965）年
三重県出身。推理小説家。早稲田大学政治経済学部を卒業した後、貿易会社、古本屋などのさまざまな職業に就き、その数は十数種にも及びます。本格的な推理小説の他に、少年向けの読み物も書きました。

生《うま》れ出《い》ずる悩《なや》み

有島武郎《ありしまたけお》

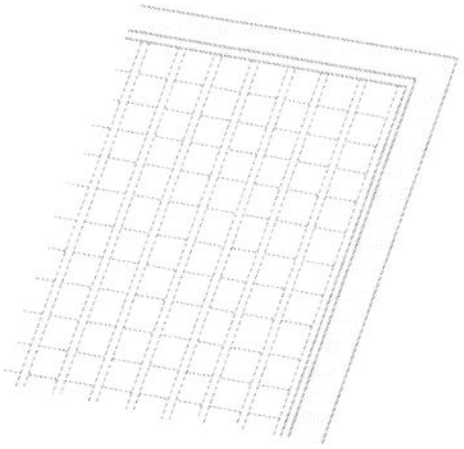

私《わたし》は自分《じぶん》の仕事《しごと》を神聖《しんせい》なものにしようとしていた。ねじ曲《まが》ろうとする自分《じぶん》の心《こころ》をひっぱたいて、できるだけ伸《の》び伸《の》びした真直《まっすぐ》な明《あか》るい世界《せかい》に出《で》て、そこに自分《じぶん》の芸術《げいじゅつ》の宮殿《きゅうでん》を築《きず》き上《あ》げようと藻掻《もが》いていた。それは私《わたし》に取《と》ってどれほど喜《よろこ》ばしい事《こと》だったろう。と同時《どうじ》にどれほど苦《くる》しい事《こと》だったろう。私《わたし》の心《こころ》の奥底《おくそこ》には確《たし》かに——凡《すべ》ての人《ひと》の心《こころ》の奥底《おくそこ》にあるのと同様《どうよう》な——火《ひ》が燃《も》えてはいたけれども、そ

生れ出ずる悩み

「家族を支えるための漁師としての職業」と「画家になる夢」の間で悩む青年の苦悩が描かれています。誰でも一度は直面する「現実」と「理想」のギャップ。作品に描かれる厳寒の北海道の荒海の筆致も重厚です。

の火を燻らそうとする塵芥の堆積はまたひどいものだった。かき除《の》けてもかき除《の》けても容《よう》易《い》に火《ひ》の燃《も》え立《た》って来《こ》ないような瞬間《しゅんかん》には私《わたし》は惨《みじ》めだった。私《わたし》は、机《つくえ》の向《むこ》うに開《ひら》かれた窓《まど》から、冬《ふゆ》が来《き》て雪《ゆき》に埋《うず》もれて行《い》く一面《いちめん》の畑《はたけ》を見《み》わたしながら、滞《とどこお》りがちな筆《ふで》を叱《しか》りつけ叱《しか》りつけ運《はこ》ばそうとしていた。

寒《さむ》い。原稿紙《げんこうし》の手《て》ざわりは氷《こおり》のようだった。

燻らそうとする
「よく燃えないで、煙をくすぶらせる」

塵芥
ほこりやごみ、まったく無駄な物です。

ワンポイントアドバイス

いきなり深い闇に飛び込むような気持ちで、読んでみてください。一気に有島武郎の世界が広がっていきます。自分は一体何を、人生に求めるのか。そんなことを考えさせてくれるきっかけになるでしょう。

有島武郎
明治11(1878)年-大正12(1923)年 東京生まれ。小説家。「生れ出ずる悩み」は、画家を志す青年の悩める姿を描き、青年のモデルとなった人物もいますが、有島自身の心の動きを映した作品といわれます。有島はこの作品を発表した5年後に、心中しています。

結婚礼賛《けっこんらいさん》

武林無想庵《たけばやしむそうあん》

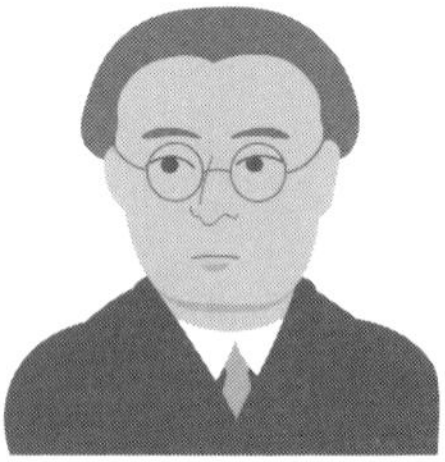

なぜ生《うま》れたのか、なぜ生《い》きなければならぬのか、なぜこうやって生《い》きているのか、そうして、なぜ老《お》い朽《く》ちて、なぜ死《し》なねばならぬのか、わたしはもう四十《しじゅう》だが、そうして、多《おお》く考《かん》えてばかり暮《くら》している身《み》だが、いまもってわからない。おそらく死《し》ぬまでわかるまい。

わたしはただ漠然《ばくぜん》と生《い》きている。ときどき金《かね》がほしいと思《おも》うこともある。けれどもそれは美《び》人《じん》を見《み》たり、世界漫遊《せかいまんゆう》がしたくなったりするときにかぎる。こうやって、まずいものをたべて、汚《きたな》い着物《きもの》をきて、本《ほん》をよんだり、翻訳《ほんやく》をしたり、

結婚礼賛
大正11（1922）年に出版されました。2年前に2度目の結婚をして、まもなく書かれたものです。パリでイヴォンヌという娘が生まれました。フランスと日本を行き来しながら、無想庵が書いたものです。

世界漫遊
「世界一周」あるいは「世界をそぞろに遊んで廻る」ことです。

ゴロリと臥ころんだりしているときは、なんにもほしくない。そうして、すこぶる満足《まんぞく》だ。しかし、ずいぶん退屈《たいくつ》で困《こま》るときもある。文章《ぶんしょう》はかく気《き》にならず、じっさい、いても、立《た》ってもいられなくなるほど、退屈《たいくつ》で退屈《たいくつ》でたまらないことがある。そういうときには、いちばん、景気《けいき》よく、新橋《しんばし》か柳橋《やなぎばし》へでかけて、大勢美人《おおぜいびじん》でもよんで、成金《なりきん》たちのやりそうな馬鹿《ばか》まねがしたいと思《おも》う。が、考《かんが》えてみると、わたしにはそんな金《かね》のありそうなはずはない。そこで美人《びじん》は断念《だんねん》する。

ワンポイントアドバイス

無想庵はフランス語が堪能だったことも理由の1つですが、とても味のある日本語を使います。それに、フランス的なエスプリが漂っています。洋菓子を食べるような気持ちで読んでみてはいかがでしょうか。

新橋か柳橋
東京都港区新橋と、台東区柳橋。共に花街がありました。

武林無想庵
明治13（1880）年－昭和37（1962）年
北海道生まれ。小説家、翻訳家。反道徳・反芸術を掲げる大正時代のダダイズムを代表する人で、ヨーロッパへ渡り放浪の様を記しました。晩年には緑内障のため視力を失いますが、口述筆記で「むさうあん物語」を遺します。

鼻《はな》

芥川龍之介《あくたがわりゅうのすけ》

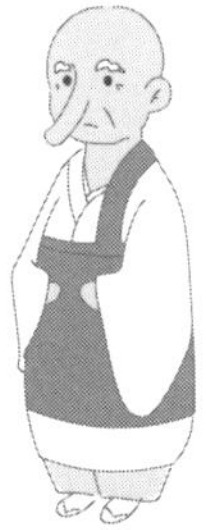

禅智内供《ぜんちないぐ》の鼻《はな》と云《い》えば、池《いけ》の尾《お》で知《し》らない者《もの》はない。長《なが》さは五六寸《ごろくすん》あって、上唇《うわくちびる》の上《うえ》から顋《あご》の下《した》まで下《くだ》っている。形《かたち》は元《もと》も先《さき》も同《おな》じように太《ふと》い。云《い》わば細長《ほそなが》い腸詰《ちょうづ》めのような物《もの》が、ぶらりと顔《かお》のまん中《なか》からぶら下《さが》っているのである。

五十歳《ごじゅっさい》を越《こ》えた内供《ないぐ》は、沙弥《しゃみ》の昔《むかし》から内道場供奉《ないどうじょうぐぶ》の職《しょく》に陞《のぼ》った今日《こんにち》まで、内心《ないしん》では始終《しじゅう》この鼻《はな》を苦《く》に病《や》んで来《き》た。勿論表面《もちろんひょうめん》では、今《いま》

鼻
大正5（1916）年、『新思潮』の創刊号に発表された短編です。『今昔物語』所収の「池尾禅珍内供鼻語」と『宇治拾遺物語』の「鼻長き僧の事」を合わせて書かれています。夏目漱石の絶賛を受けました。

禅智内供
『今昔物語』には「禅珍内供」と書かれています。宮中の内道場にいる高僧です。

池の尾
京都の地名です。

五六寸
一寸は約３・０３センチメートルです。五六寸は15～18センチメートルといったところでしょう。

腸詰め
ソーセージのことです。

沙弥
剃髪して仏門に入ったばかりの、未熟な僧をいいます。

内道場供奉
宮中に設けられた仏事を行うお堂で、奉仕することです。

でもさほど気《き》にならないような顔《かお》をしてすましている。これは専念《せんねん》に当来《とうらい》の浄土《じょうど》を渇仰《かつぎょう》すべき僧侶《そうりょ》の身《み》で、鼻《はな》の心配《しんぱい》をするのが悪《わる》いと思《おも》ったからばかりではない。それより寧《むしろ》、自《じ》分《ぶん》で鼻《はな》を気《き》にしていると云《い》う事《こと》を、人《ひと》に知《し》られるのが嫌《いや》だったからである。内供《ないぐ》は日常《にちじょう》の談話《だんわ》の中《なか》に、鼻《はな》と云《い》う語《ご》が出《で》て来《く》るのを何《なに》よりも惧《おそ》れていた。

専念に当来の浄土を渇仰すべき
「一心に来世の浄土を信じ、仰ぐための」という意味です。

ワンポイントアドバイス
古文を題材にしながら、生き生きとした現代語に映し出す芥川の筆力は見事です。何度も出て来る「鼻」という言葉に気を付けて読んでみてください。内供は、「鼻」という言葉が話題に出て来るのを一番嫌っていたのです。

芥川龍之介
明治25(1892)年－昭和2(1927)年 東京生まれ。小説家。芥川は3人の息子をもうけました。長男・比呂志(ひろし)は俳優・演出家として脚光を浴び、三男・也寸志(やすし)は作曲家として活躍しました。次男の多加志(たかし)は、残念ながら若くして戦死しています。

漫画家《まんがか》の見《み》たる文芸家《ぶんげいか》の顔《かお》

岡本一平《おかもといっぺい》

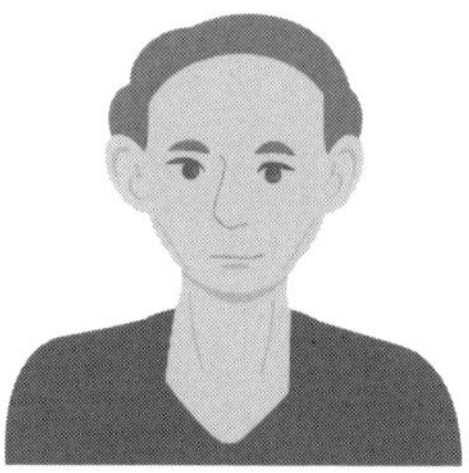

（川端康成《かわばたやすなり》氏《し》）

耳《みみ》をつんと立《た》てて大《おお》きな眼《め》をして慧敏《けいびん》な猫《ねこ》の感《かん》じ。

黒《くろ》い大《おお》きな瞳《ひとみ》が聡《さと》く速《すみや》かに動《うご》く。神経質《しんけいしつ》の動《うご》きだが神経衰弱《しんけいすいじゃく》の動《うご》きではない。口《くち》にいつでも万事飲《まんじの》み込《こ》んだ微笑《びしょう》――0・8％程《ほど》の冷笑《れいしょう》は混《まじ》って居《い》るだろう――を湛《たた》えてる。

若《も》し敵《てき》ありとするも対等《たいとう》に向《む》っては争《あらそ》わない。斜《ななめ》の上《うえ》の方《ほう》より隠顕砲《いんけんほう》の砲口《ほうこう》を瞰下《かんか》させ

漫画家の見たる文芸家の顔
昭和4（1929）年に刊行された『一平全集第七巻』に収録され、山本有三、田山花袋、里見弴（さとみ・とん）などの名が並んでいます。漫画家ならではの視点で捉えた当時の流行作家の寸評は、とても的を射ています。

慧敏
知恵があって英敏であること、さとく機敏なことです。

聡く
感覚が鋭敏であることです。

隠顕砲
大砲の一種。普段は外面から見えないように砲身を低く下げて隠しておき、発射の時にだけ高く上げて、発射が終わると直ちに降下させる仕掛けのあるもの。

瞰下
「見下ろすこと」です。

る。例《れい》の微笑《びしょう》を湛《たた》えながら。性格《せいかく》に適当《てきとう》の潤《うるお》いがあって当《あた》りは手柔《てやわら》かだがしんに鯨《くじら》の髭《ひげ》で作《つく》った骨《ほね》が入《はい》ってる。いくらでも撓《たゆ》むが決《けっ》して折《お》れない。いつも半身《はんしん》を開《ひら》いて退歩《たいほ》の余地《よち》がある。ハタキ込《こ》みの手《て》にはかからぬ。口《くち》で言《い》わないで瞳《ひとみ》の輝《かがや》かし方《かた》で自己《じこ》の底意地《そこいじ》を宣示《せんじ》する面白《おもしろ》味《み》の処《ところ》がある。

撓む
「たゆむ」と読みます。「たわむ」と同じ意味ですが、「たゆむ」は古語です。

半身を開いて退歩の余地がある
「相手との間に体半分ほどの間を置いて、常に逃げられるような余地を持っている」ということです。

ハタキ込み
相撲で、突張り、押しなど低い構えで攻めてくる相手に対して、とっさに体を開き、同時に相手の肩をはたいて、土俵に這わせるように倒す技です。

宣示する面白味の処がある
「明らかに述べるような面白い所がある」

ワンポイントアドバイス

漫画家・岡本一平は、人の特徴を的確に捉えることができる人でした。川端康成の写真を見ながら、この文章を読んでみてはいかがでしょうか。川端を彷彿とさせるような読み方ができるようになるといいですね。

岡本一平
明治19（1886）年 - 昭和23（1948）年 北海道生まれ。漫画家。朝日新聞社に入り、ユーモラスな漫画と鋭く真理を突く文章で人気を博し、漫画を芸術の域まで高めたことで知られます。芸術家・岡本太郎の父で、小説家・岡本かの子の夫でもあります。

醜《みにく》い家鴨《あひる》の子《こ》(1)

アンデルセン
訳：菊池《きくち》寛《かん》

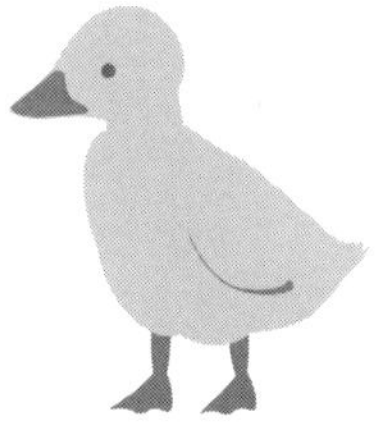

幾人《いくにん》かの子供《こども》がお庭《にわ》に入《はい》って来《き》ました。そして水《みず》にパンやお菓子《かし》を投《な》げ入《い》れました。

「やっ！」

と、一番小《いちばんちい》さい子《こ》が突然大声《とつぜんおおごえ》を出《だ》しました。そして、

「新《あたら》しく、ちがったのが来《き》てるぜ。」

そう教《おし》えたものですから、みんなは大喜《おおよろこ》びで、お父《とう》さんやお母《かあ》さんのところへ、雀躍《こおどり》しながら馳《か》けて行《い》きました。

醜い家鴨の子
1843年に書かれたアンデルセンの童話です。他の雛と違っているために醜いと、いじめられるアヒルの子の苦悩が描かれます。そして殺されてしまおうと行った水辺で、自分が美しい白鳥になっていることを発見するのです。

「ちがった白鳥《はくちょう》がいまーす、新《あたら》しいのが来《き》たんでーす。」
口々《くちぐち》にそんな事《こと》を叫《さけ》んで。それからみんなもっと沢山《たくさん》のパンやお菓子《かし》を貰《もら》って来《き》て、水《みず》に投《な》げ入《い》れました。そして、
「新《あたら》しいのが一等《いっとう》きれいだね、若《わか》くてほんとにいいね。」
と、賞《ほ》めそやすのでした。

一等
「一番」という意味です。

賞めそやす
「やたらにほめる」「ほめたたえる」「ほめちらす」で、必要以上に賞めることをいいます。漢字では「賞め揚す」と書きます。

ワンポイントアドバイス
一度は読んだことがある童話、読んで聞かせてもらったことがあるお話ではないでしょうか。大人になると、こうした古典的な童話を読む機会は少なくなりますが、もう1度読んでもらいたいと思うのです。

ハンス・クリスチャン・アンデルセン
1805年-1875年
旅の途に生涯を送ったアンデルセン。失恋を機に出かけた旅でイタリアを舞台にした小説「即興詩人」が生まれ、名声を博し、後の童話制作の道へ続いていきます。「即興詩人」は森鷗外の手により、翻訳されました。

醜《みにく》い家鴨《あひる》の子《こ》(2)

アンデルセン
訳：菊池《きくち》寛《かん》

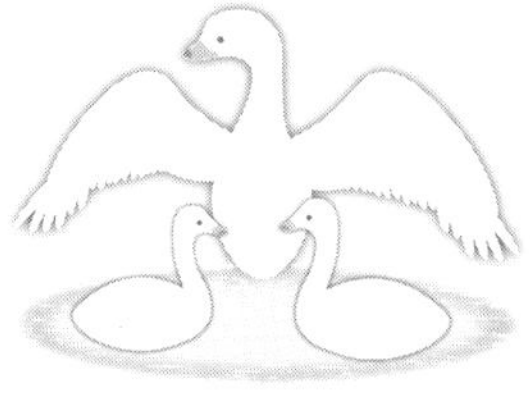

それで年《とし》の大《おお》きい白鳥達《はくちょうたち》まで、此《こ》の新《あたら》しい仲間《なかま》の前《まえ》でお辞儀《じぎ》をしました。若《わか》い白鳥《はくちょう》はもう全《まった》く気《き》まりが悪《わる》くなって、翼《つばさ》の下《した》に頭《あたま》を隠《かく》してしまいました。彼《かれ》には一体何《いったいど》うしていいのか分《わか》らなかったのです。ただ、こう幸福《こうふく》な気持《きもち》でいっぱいで、けれども、高慢《こうまん》な心《こころ》などは塵程《ちりほど》も起《おこ》しませんでした。

見《み》っともないという理由《りゆう》で馬鹿《ばか》にされた彼《かれ》、それが今《いま》はどの鳥《とり》よりも美《うつく》しいと云《い》われ

醜い家鴨の子
ディズニーの童話では、醜いアヒルの子は、実の白鳥の母親と出会うという話に改変されています。オリジナルでは残酷な話でも、時代を経るごとにその残酷さを消していく傾向にあるのは、わが国の昔話にもいえることです。

ているのではありませんか。接骨木《にわとこ》までが、その枝《えだ》をこの新《あたら》しい白鳥《はくちょう》の方《ほう》に垂《た》らし、頭《あたま》の上《うえ》ではお日様《ひさま》が輝《かがや》かしく照《て》りわたっています。新《あたら》しい白鳥《はくちょう》は羽《はね》をさらさら鳴《な》らし、細《ほ》っそりした頸《くび》を曲《ま》げて、心《こころ》の底《そこ》から、

「ああ僕《ぼく》はあの見《み》っともない家鴨《あひる》だった時《とき》、実際《じっさい》こんな仕合《しあわ》せなんか夢《ゆめ》にも思《おも》わなかったなあ。」

と、叫《さけ》ぶのでした。

ワンポイントアドバイス

「幸せ」とは何か？　一言では表せないものですね。醜いアヒルの子の「幸せ」も同じでしょう。これは、不幸であった時に比べて感じた「幸せ」です。小さなアヒルの子になったつもりで、「幸せ」を感じてみてください。

接骨木
スイカズラ科の落葉低木です。高さ5、6メートルにまで成長します。3月から5月にかけて、小さな白い花をたくさん付けます。

菊池寛
明治21（1888）年－昭和23（1948）年
「父帰る」などの作品で知られる菊池寛は、翻訳も多く手掛けています。香川県高松市に生まれ、京都大学英文科でイギリスの戯曲などを学びました。卒業後は時事新報社へ入り、記者となりました。

恩讐《おんしゅう》の彼方《かなた》に

菊池《きくち》寛《かん》

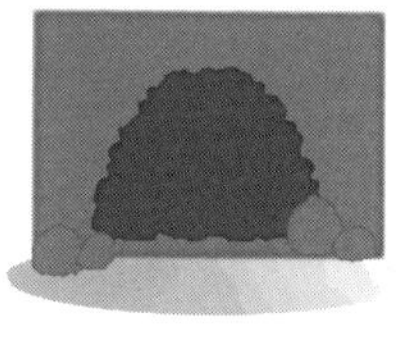

洞窟《どうくつ》の外《そと》には、日《ひ》が輝《かがや》き月《つき》が照《て》り、雨《あめ》が降《ふ》り嵐《あらし》が荒《すさ》んだ。が、洞窟《どうくつ》の中《なか》には、間断《かんだん》なき槌《つち》の音《おと》のみがあった。

二年《にねん》の終《おわり》にも、里人《さとびと》は猶嗤笑《なおししょう》を止《や》めなかった。が、それはもう、声《こえ》にまでは出《で》て来《こ》なかった。ただ、市九郎《いちくろう》の姿《すがた》を見《み》た後《あと》、顔《かお》を見合《みあわ》せて、互《たがい》に嗤《わら》い合《あ》うだけであった。が、更《さら》に一年経《いちねんた》った。市九郎《いちくろう》の槌《つち》の音《おと》は山国川《やまくにがわ》の水声《すいせい》と同《おな》じく、不断《ふだん》に響《ひび》いていた。村《むら》の人達《ひとたち》は、もう何《なん》とも云《い》わなかった。彼等《かれら》が、嗤笑《ししょう》の表情《ひょうじょう》は何時《いつ》の間《ま》にか、驚異《きょうい》のそれに変《かわ》っていた。市九郎《いちくろう》は、

恩讐の彼方に
大正8（1919）年に発表されました。主人を殺して逃げた市九郎は一念発起して僧となり、大分県の耶馬溪（やばけい）で洞門を開削します。主人の子・実之助が仇を取りに来ますが、最後は共に洞門を掘ることになります。

槌
岩を叩き割るための道具です。

嗤笑
あざけって笑うことです。

山国川
福岡県と大分県の県境を流れる一級河川です。

彼等が
現在なら「彼らの」と書かれるもので、この部分の「が」は所有、所属などを意味する助詞です。

梳らざれば頭髪は何時の間にか、伸びて双肩を覆《おお》い、浴《ゆあみ》せざれば垢《あか》づきて、人間《にんげん》とも見《み》えなかった。が、彼《かれ》は自分《じぶん》が掘《ほ》り穿《うが》った洞窟《どうくつ》の裡《うち》に、獣《けもの》の如《ごと》く蠢《うご》めきながら、狂気《きょうき》の如《ごと》くその槌《つち》を振《ふる》いつづけていたのである。

里人《さとびと》の驚異《きょうい》は、何時《いつ》の間《ま》にか同情《どうじょう》に変《かわ》っていた。市九郎《いちくろう》が暫《しば》しの暇《いとま》を窃《ぬす》んで、托鉢《たくはつ》の行《あん》脚《ぎゃ》に出《で》かけようとすると、洞窟《どうくつ》の出口《でぐち》に思《おも》いがけなく、一椀《いちわん》の斎《とき》を見出《みいだ》すことが、多《おお》くなった。市九郎《いちくろう》はその為《ため》に、托鉢《たくはつ》に費《ついや》すべき時間《じかん》を、更《さら》に絶壁《ぜっぺき》に向《むか》う事《こと》が出来《でき》た。

ワンポイントアドバイス

自分の過去を清算するように、槌で岩を砕いていく1人の男を思い浮かべてください。人々の嘲笑、鳥のさえずり、川の流れ……およそ21年もの間、男は1日も休まず岩と格闘し、穴を開けようとするのです。力強く読んでみましょう。

梳らざれば
「櫛を入れなければ」という意味です。

浴せざれば
「風呂に入らなければ」という意味です。

垢づきて
「垢がついて汚れて」という意味です。

穿った
「穴を開けた」という意味です。

托鉢
出家した僧侶が鉢を持って、食物などの施しを受ける修行です。

行脚
僧侶が出掛けることをいいます。

斎
食事のことをいいます。特に僧侶は正午以前に食事を摂りましたが、これを「斎」といい、午後に食事することを「非時（ひじ）」といいます。

菊池寛
明治21（1888）年‐昭和23（1948）年
香川県生まれ。小説家、劇作家。雑誌『文芸春秋』創刊、文芸家協会設立、芥川賞・直木賞創設などの辣腕で、「文壇の大御所」と呼ばれました。芥川と同級だった第一高等学校時代には、友人の罪を引き受け退学した逸話が残ります。

散華抄《さんげしょう》

岡本《おかもと》かの子《こ》

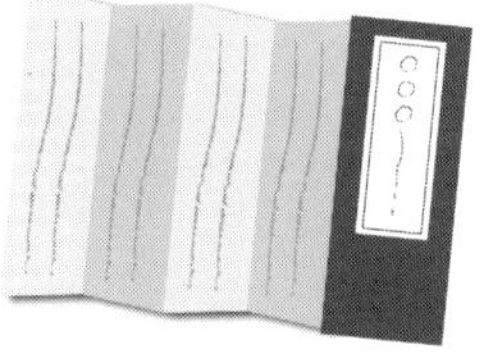

経典《きょうてん》の文字《もんじ》は、只口誦《ただこうしょう》するばかりでも自他《じた》共《とも》に心薫《しんくん》を発《はっ》し、菩提《ぼだい》の便《たよ》りとなるものである。これを諷誦《ふじゅ》の功徳《くどく》という。

経典《きょうてん》は万徳円満《まんとくえんまん》なる現実理想両様《げんじつりそうりょうよう》の仏陀《ぶっだ》の胸底《きょうてい》を綴《つづ》った文字《もんじ》である。綴《つづ》るべく選《えら》ばれた文字《もんじ》よりして、既《すで》に仏陀《ぶっだ》の精神《せいしん》を表現《ひょうげん》する光《こう》栄《えい》を担《にな》う運命《うんめい》の約束《やくそく》に在《あ》りし聖字《せいじ》である。

字《じ》の意義《いぎ》に価値《かち》あるのみか、文字《もんじ》の形《かたち》にも文字《もんじ》の音《おん》にも仏陀的価値《ぶっだてきかち》がある。経典《きょうてん》はリズ

散華抄

昭和4(1929)年に書かれた随筆集です。「散華」とは花が散ることですが、その後に現れるのが「真心」だと、かの子は説きます。仏への信仰によって得る、日々の生活の豊かさが描かれています。

経典の文字は、只口誦するばかりでも自他共に心薫を発し、菩提の便りとなるものである

「お経の文字をただ声に出して読むだけでも、自分や他人の心に薫風を発して、煩悩を断じて悟りの境地を知らせる便りとなるものです」

諷誦

声をあげてお経を読むことです。

功徳

善行を行うことによって得られる、御利益のことです。

万徳円満なる現実理想両様の仏陀の胸底

「あらゆるすべての徳、すべてが円く満ち足りた現実と理想との両方の、悟りを開いた仏陀の心境」

ミカルな音楽的効果までも考えて綴られ、翻訳《やく》されて居《い》る。

法華経《ほけきょう》の音読《おんどく》と阿弥陀経《あみだきょう》の音読《おんどく》とは、意《い》義《ぎ》に入《はい》って解釈出来《かいしゃくでき》ぬ者《もの》にも、そこに現実《げんじつ》充足《じゅうそく》の強《つよ》みと超越《ちょうえつ》の安心《あんしん》との差別《さべつ》の直感《ちょっかん》が聴《き》くものに与《あた》えられる。

諷誦《ふじゅ》は心《こころ》の胎教《たいきょう》である。

諷誦《ふじゅ》は、立派《りっぱ》に上求菩提下化衆生《じょうぐぼだいげけしゅじょう》を勤《つと》める神秘性《しんぴせい》のはたらきを作《な》す。

ワンポイントアドバイス

お経を読んだり、写経をしたりすることによって心を安らかにできますが、お経の教えを随筆などで読むことによって、さらに深く知ることもできます。お経とは何かを考えながら、読んでみてください。

綴るべく選ばれた文字よりして、既に仏陀の精神を表現する光栄を担う運命の約束に在りし聖字である

「綴るようにと選ばれた文字自体、すでに仏陀の精神を表現する光栄を担う運命が約束された、聖なる文字なのです」

意義に入って解釈出来ぬ者にも、そこに現実充足の強みと超越の安心との差別の直感が聴くものに与えられる

「経典の意味を解釈しようとしてできない者にも、そこに現実を充足する強みと、現実を超越して心を安んじる間の違いの直感を聴く人に与えるのです」

立派に上求菩提下化衆生を勤める神秘性のはたらきを作す

「上を目指して悟りを求め、下のたくさんの人たちを教化することを勤めるという神秘の働きをします」

岡本かの子

明治22（1889）年－昭和14（1939）年

東京生まれ。小説家、歌人。小説「生々流転」などを書いた他、仏教の研究家としての顔もあります。仏教の世界へいざなわれた背景には、夫婦間の悩みがありました。漫画家・岡本一平は夫、芸術家・岡本太郎は息子です。

ペンギン

北原白秋《きたはらはくしゅう》

見《み》知《し》らぬ海《うみ》と空《そら》とに
鳴《な》いている、鳴《な》いている、ペンギン、
なにを鳴《な》くのか、ペンギン、
光《ひかり》と陰《か》影《げ》の申子《もうしご》。

冷《つめ》たい氷《こおり》のうえから
歌《うた》うてくるペンギン、
なにを慕《した》うのか、ペンギン、
寂《さび》しい空《そら》のこころに。

おそれも悔《くい》もない気《け》ぶりで、
あるいてくる、ペンギン、

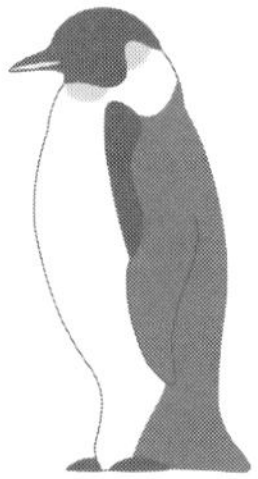

ペンギン
明治45（1912）年、文芸雑誌『朱欒（ざんぼあ）』に掲載されました。詩人の上田敏に「日本古来の歌謡の伝統と新様の仏蘭西芸術に亘る総合的詩集」と絶賛された詩集『思ひ出』を出し、白秋らしい詩が生まれた頃の作品です。

気ぶり
今なら「そぶり」といわれるものです。

なにが楽しいのか、ペンギン、
大勢《おおぜい》あつまって、のんきに。
紺《こん》と白《しろ》との燕尾《えんび》服で、
ものおもうペンギン、
なにが悲《かな》しいのか、小意気《こいき》な
わかい紳士《しんし》のペンギン。

さらさら悲《かな》しい様子《ようす》も、
うれしそうにもない、ペンギン、
なにを慕《した》うのか、ペンギン、
幽《かす》かな空《そら》の光《ひかり》に。

燕尾服
テイルコートとも呼ばれます。裾が燕の尾のようになっている男性の夜間の礼服です。

ワンポイントアドバイス

白秋は「言葉の魔術師」と呼ばれて来ました。柔軟、繊細を極め、気品があって、ふっくらと匂やかな雰囲気を醸し出しています。軽快なリズム、鮮やかな色彩を思い浮かべながら堪能してください。

北原白秋
明治18(1885)年-昭和17(1942)年
上田敏から激賞された白秋でしたが、この「ペンギン」を書いてまもなく、隣家の人妻・松下俊子との不倫が発覚し、姦通罪で市ヶ谷の未決監(拘置所)に2週間拘留されることになります。さらにまもなく生家が破産したのでした。

退屈読本《たいくつどくほん》

佐藤春夫《さとうはるお》

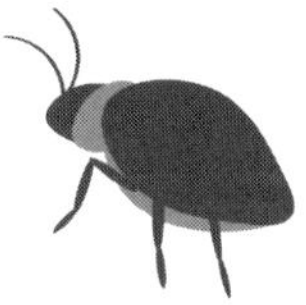

こういうことは問《と》われて語《かた》るべきことではない。それを敢《あ》えてさせるのは失敬《しっけい》というものである。——尤《もっと》も時《とき》あって、問《と》われざるに語《かた》ることはあるだろう。もしほんとうにこういうことを知《し》りたいと思《おも》う人《ひと》は、小生《しょうせい》と十年《じゅうねん》つき合《あ》って見《み》るがいい。そうすれや、時《とき》たまにそんなことをこちらから言《い》いだす折《お》りがないとは限《かぎ》らない。

退屈読本

大正15（1926）年出版、佐藤春夫のエッセイを集めた本です。この頃春夫は、谷崎潤一郎の妻・千代との恋愛を巡って苦しんでいました。「退屈読本」には、室生犀星、武者小路実篤、志賀直哉といった面々のことも綴られています。

時あって、問われざるに語る

「たまたまある機会があれば、問われなくても語ることもあるでしょう」という意味です。

そうすれや

「そうすりゃ」「そうすれば」という意味です。

また、実際、そんなことを問われてみたところで、小生自身《しょうせいじしん》もそんなことは知《し》らない。知《し》っているのは小生《しょうせい》の虫《むし》だけだ。――「蓼食《たでく》う虫《むし》」という虫《むし》。「虫《むし》の居《い》どころ」というその虫《むし》だが。敢《あえ》てこういう失敬《しっけい》な質問《しつもん》をする人《ひと》は、去《さ》ってこれを小生《しょうせい》の虫《むし》に聞《き》け。こんないい事《こと》をうかうか誰《だれ》に教《おし》えてやれるものか。

ワンポイントアドバイス

ここに連ねられている言葉は、佐藤の谷崎への怒りと、谷崎の妻・千代を自分のものにできないという苦しさに満ちています。わかるような、わからないような、不思議な書き方になっています。

佐藤春夫
明治25（1892）年－昭和39（1964）年
和歌山県生まれ。詩人、小説家。詩人として出発し、「殉情詩集」などを発表しました。後に小説を書くようになり、「田園の憂鬱」「晶子曼陀羅」などの作品があります。昭和35（1960）年、文化勲章を受章しました。

李陵《りりょう》

中島敦《なかじまあつし》

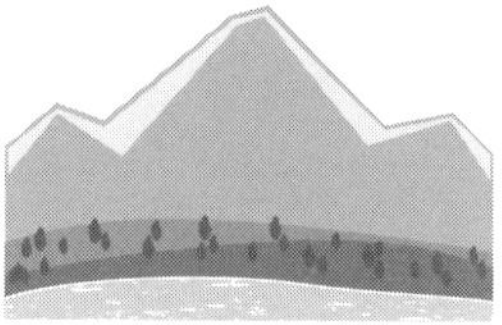

漢《かん》の武帝《ぶてい》の天漢《てんかん》二年《にねん》秋九月《あきくがつ》、騎都尉《きとい》・李陵《りりょう》は歩卒《ほそつ》五千《ごせん》を率《ひき》い、辺塞遮虜鄣《へんさいしゃりょしょう》を発《はっ》して北《きた》へ向《むか》った。阿爾泰《アルタイ》山脈《さんみゃく》の東南端《とうなんたん》が戈壁沙漠《ゴビさばく》に没《ぼっ》せんとする辺《へん》の磽确《こうかく》たる丘陵地帯《きゅうりょうちたい》を縫《ぬ》って北行《ほっこう》すること三十日《さんじゅうにち》。朔風《さくふう》は戎衣《じゅうい》を吹《ふ》いて寒《さむ》く、如何《いか》にも万里《ばんり》孤軍《こぐん》来《きた》るの感《かん》が深《ふか》い。漠北《ばくほく》・浚稽山《しゅんけいざん》の麓《ふもと》に至《いた》って軍《ぐん》は漸《ようや》く止営《しえい》した。既《すで》に敵匈奴《てききょうど》の勢力圏《せいりょくけん》に深《ふか》く進《すす》み入《い》っているのである。秋《あき》とはいっても北地《ほくち》のこととて、苜蓿《うまごやし》も枯《か》れ、楡《にれ》や檉柳《かわやなぎ》の葉《は》も最早《もはや》落《お》ちつくし

李陵
昭和18（1943）年、雑誌『文学界』に発表されました。中島敦の死後に発見された原稿で、タイトルもなく、推敲で真っ黒になっていたといわれます。李陵という漢の武将とその友人・司馬遷を描いた名作です。

漢の武帝の天漢二年秋九月
紀元前99年の9月をいいます。

騎都尉
軍事を司る官職名です。

歩卒
徒歩で従軍する兵士です。

辺塞遮虜鄣を発して
「辺境の遮虜鄣を出発して」。「遮虜鄣」は「居延塞」とも呼ばれました。甘粛省酒泉の東北部です。

阿爾泰山脈の東南端が戈壁沙漠に没せんとする辺
「西域アルタイ山脈の東南端が、ゴビ砂漠で終わるところの辺り」

磽确たる
小石などが多く、地味がやせていることをいいます。

朔風は戎衣を吹いて
「朔風」は「北から吹く冷たい風」です。「戎衣」は「軍服」、戦争に出掛ける時に着る服です。

漠北・浚稽山
ゴビ砂漠の北、アルタイ山脈の真ん中ほどの、現在モンゴル国にある山です。

止営
行路の途中で営所を張って宿泊すること。宿営です。

ている。木《こ》の葉《は》どころか、木《き》そのものさえ(宿営地《しゅくえいち》の近傍《きんぼう》を除《のぞ》いては)、容易《ようい》に見《み》つからない程《ほど》の、唯沙《ただすな》と岩《いわ》と磧《かわら》と、水《みず》のない河床《かしょう》との荒涼《こうりょう》たる風景《ふうけい》であった。極目人煙《きょくもくじんえん》を見《み》ず、稀《まれ》に訪《おとず》れるものとては曠野《こうや》に水《みず》を求《もと》める羚羊《かもしか》ぐらいのものである。突兀《とっこつ》と秋空《あきぞら》を劃《くぎ》る遠山《えんざん》の上《うえ》を高《たか》く雁《かり》の列《れつ》が南《みなみ》へ急《いそ》ぐのを見《み》ても、しかし、将卒一同誰一人《しょうそついちどうだれひとり》として甘《あま》い懐郷《かいきょう》の情《じょう》などに喫《そそ》られるものはない。それ程《ほど》に、彼等《かれら》の位置《いち》は危険極《きけんきわ》まるものだったのである。

ワンポイントアドバイス

漢文訓読体の文章は、背筋が伸びます。そしてこの文章は、広大な砂漠が広がる中国西北部の乾燥した大地を見事に表現しています。無限の自然と有限の人の命を対比して教えてくれる名文です。

匈奴
北方の遊牧民族です。

北地
「北方の土地」という意味です。

苜蓿
マメ科の越年草です。ヨーロッパ原産で砂漠に多く見られます。馬の飼料として使われました。

楡
ニレ科ニレ属の植物です。

檉柳
中国原産の木で、中国では公園などによく植えられています。

宿営地
軍隊が陣を取って宿泊する所です。

近傍
「近く」という意味です。

極目人煙を見ず
「目を凝らしても、人が住んでいる証拠としての煙さえ見えない」という意味です。

突兀と秋空を劃る遠山
「高く突き出た遠い山が、秋の高い空を明瞭に区切っている」という意味です。

将卒
将校と兵卒（兵士）です。

懐郷
故郷を懐かしく思う、ノスタルジーです。

中島敦
明治42（1909）年－昭和17（1942）年
東京生まれ。小説家。自身は喘息を患い、短い生涯を閉じましたが、代表作のひとつ「山月記」に、「人生は何事をも為さぬには余りに長いが、何事かを為すには余りに短い」という一節があります。今も語り継がれる名文です。

婦系図《おんなけいず》

泉鏡花《いずみきょうか》

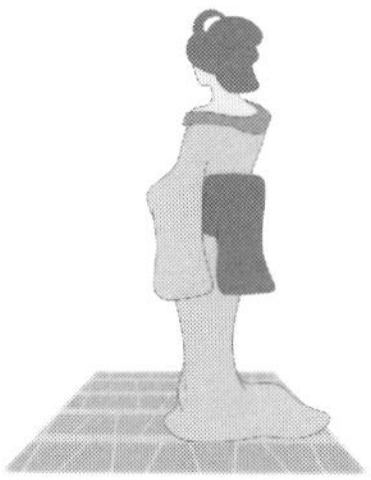

「素顔《すがお》に口紅《くちべに》で美《うつくし》いから、其《そ》の色《いろ》に紛《まが》うけれども、可愛《かわい》い音《ね》は、唇《くちびる》が鳴《な》るのではない。お蔦《つた》は、皓歯《しらは》に酸漿《ほおずき》を含《ふく》んで居《い》る。……早瀬《はやせ》の細君《レコ》は丁《ちょう》ど（二十《はたち》）と見《み》えるが三《さん》だとサ、其《その》年紀《とし》で酸漿《ほおずき》を鳴《な》らすんだもの、大概《たいがい》素性《すじょう》も知《し》れたもんだ、」と四辺《あたり》近所《きんじょ》は官員《つとめにん》の多《おお》い屋敷町《やしきまち》の夫人連《おくさまれん》が風説《うわさ》をする。

既《すで》に昨夜《ゆうべ》も、神楽坂《かぐらざか》の縁日《えんにち》に、桜草《さくらそう》を買《か》った次手《ついで》に、可《い》いのを撰《よ》って、昼夜帯《ちゅうやおび》の間《あいだ》に挟《はさ》んで帰《かえ》った酸漿《ほおずき》を、隣家《となり》の娘《むすめ》——女学生《じょがくせい》に、一《ひと》ツ上《あ》げましょう、と言《い》って、そんな野蛮《やばん》な

婦系図
明治40（1907）年、『やまと新聞』に連載された小説です。映画やお芝居にもなっています。早瀬は泉鏡花自身、舞台は当時鏡花が住んでいた東京都新宿区の神楽坂です。恋愛至上主義が記される傑作です。

其の色に紛うけれども
「その唇の色が口紅を差したものなのか、差していないものなのか、見間違えてしまうけれども」という意味です。

皓歯
「白くきれいな歯」です。

酸漿
貝の卵嚢で作った海ほおずきだと思われます。

細君（レコ）
「これ」を逆に読んだものです。「これ」はここでは「愛人」のことで、あからさまに言えない関係の人なので、わざと「れこ」と逆さで言っています。

官員
役人のことです。

屋敷町
大きな邸宅が並んでいる町です。

夫人連
「ご婦人方」です。

桜草
春先に桜のような五弁の花を咲かせる植物です。

昼夜帯
表と裏を異なる布で仕立てた女帯です。古くは白繻子と黒ビロードで作られたので、これを「昼」と「夜」に見立てました。

ものは要《い》らないわ！　と刎ねられて、利《き》いた風《ふう》な、と口惜《くやし》がった。

面当《つらあ》てと云《い》うでもあるまい。恰《あたか》も其《そ》の隣家《となり》の娘《むすめ》の居間《いま》と、垣一《かきひと》ツ隔《へだ》てた此《こ》の台所《だいどころ》、腰《こし》障子《しょうじ》の際《きわ》に、懐手《ふところで》で佇《たたず》んで、何《なん》だか所在《しょざい》なさそうに、頻《しきり》に酸漿《ほおずき》を鳴《な》らして居《い》たが、不図《ふと》銀杏返《いちょうがえ》しのほつれた鬢《びん》を傾《かたむ》けて、目《め》をぱっちりと開《あ》けて何《なに》かを聞《きき》澄《す》ますようにした。

コロコロコロコロコロ、クウクウコロコロコロと声《こえ》がする。唇《くちびる》の鳴《な》るのに連《つ》れて。

ワンポイントアドバイス

明治時代の中頃を舞台にした作品です。江戸時代の名残がまだ強い風景が広がっています。海ほおずきなどももう見ることはありませんが、そんな物を鳴らして遊んだ時代に思いを馳せながら読んでみましょう。

面当てと云うでもあるまい
「快く思わない人の面前で、あてこすったり、意地悪をしたりするというのでもないのだろうが」という意味です。

垣
「間を隔てて」という意味です。

腰障子
高さ30センチほどの腰板（障子の下部に張った板）の付いた障子。

懐手
和服で手を袖から出さずに、懐に入れていること。

銀杏返し
鬢（びん）、髱（たぼ。日本髪での後ろへ張り出た部分）、前髪を束ねた髪を左右2つに分けて、低い髷（まげ）を作ったものをいいます。

鬢
髪の毛の左右側面の部分をいいます。

聞澄ます
心を落ち着けてよく聴くことです。

泉鏡花
明治6（1873）年 - 昭和14（1939）年
石川県生まれ。小説家。父は彫金師、母方は芸能の家系で、双方が作品に影響を及ぼしました。尾崎紅葉に師事し浪漫的な世界を描いた、独自な存在感を持つ作家です。「婦系図」の他、「照葉狂言」「高野聖」などの代表作があります。

文章読本《ぶんしょうどくほん》(1)

谷崎潤一郎《たにざきじゅんいちろう》

一体《いったい》、現代《げんだい》の人《ひと》はちょっとした事柄《ことがら》を書《か》くのにも、多量《たりょう》の漢字《かんじ》を濫用《らんよう》し過《す》ぎる弊《へい》があります。これは明治《めいじ》になってから急《きゅう》にいろいろの熟語《じゅくご》が殖《ふ》え、和製《わせい》の漢語《かんご》が増加《ぞうか》した結果《けっか》でありまして、その弊害《へいがい》につきましては後段《こうだん》「用語《ようご》について」の項《こう》で詳《くわ》しく述《の》べるはずでありますが、しかしこの弊害《へいがい》の由《よ》って来《き》たる今一《いまひと》つの原因《げんいん》は、昨今音読《さっこんおんどく》の習慣《しゅうかん》がすたれ、文章《ぶんしょう》の音楽的効果《おんがくてきこうか》と云《い》うことが、忽諸《こっしょ》に附《ふ》さ

文章読本
昭和9(1934)年、中央公論社から出版されました。「文章とは何か」「文章の上達法」「文章の要素」と、3つの項目に分けて書かれています。文章のコツは文章や言葉の限界を知ること、と述べています。

弊
「悪いこと」「間違っていること」「弊害」「欠点」をいいます。

漢語
字訓ではなく字音で読まれる日本語や、漢字の熟語。

後段
「後の方で」という意味です。

弊害の由って来たる今一つの原因は
「この弊害が起こったもうひとつの原因は」という意味です。

れている所《ところ》に存《そん》すると思《おも》います。つまり、文《ぶん》章《しょう》は「眼《め》で理解《りかい》する」ばかりでなく、「耳《みみ》で理解《りかい》する」ものでもあるのに、当世《とうせい》の若《わか》い人《ひと》たちは見《み》て分《わか》るように書《か》きさえすればよいと思《おも》って、語呂《ごろ》とか音調《おんちょう》とかに頓着《とんちゃく》せず、「何々的何々的《なになにてきなになにてき》」と云《い》う風《ふう》に無数《むすう》に漢字《かんじ》を積《つ》み上《あ》げて行《い》く。然《しか》るにわれわれは、見《み》ると同《どう》時《じ》に聴《き》いて理解《りかい》するのである。眼《め》と耳《みみ》とが共《きょう》同《どう》して物《もの》を読《よ》むのである。

ワンポイントアドバイス

谷崎の文章への思いがひしひしと伝わってくる文章です。ここにも記されるように、文章の続き具合や調子などに気を付けて読んでいくと、谷崎が伝えようとしている「文章の限界」も知ることになります。

忽諸に附されている所に存する
「忽諸に附する」とは「おろそかにする」「ゆるがせにする」という意味です。つまり、「おろそかにするところに原因があるのです」という意味です。

当世
「現代の」という意味です。

語呂
言葉や文章の続き具合。語句を口にした時や、耳にした時の調子をいいます。

音調
言葉における音の高さ・低さや調子、例えば五七調や七五調などを含めた音の並び具合などもいいます。

然るに
「そうではあるが」という意味です。

谷崎潤一郎
明治19(1886)年-昭和40(1965)年 東京生まれ。小説家。妻を友人の小説家・佐藤春夫に譲った「細君譲渡事件」を下敷きに小説「蓼喰う虫」を書くなど、スキャンダラスな存在でもありました。昭和24(1949)年、文化勲章を受けています。

文章読本《ぶんしょうどくほん》(2)

谷崎潤一郎《たにざきじゅんいちろう》

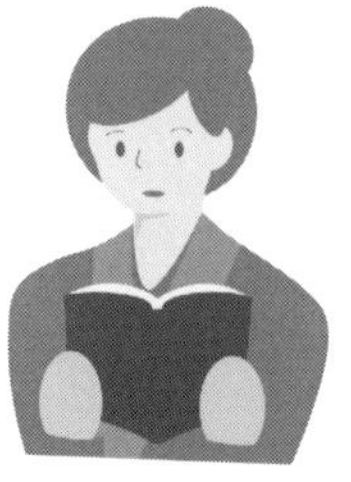

ですからあまり沢山《たくさん》の漢字《かんじ》を一遍《いっぺん》に並《なら》べられると、耳《みみ》は眼《め》の速力《そくりょく》に追《お》い付《つ》けなくなり、字形《じけい》と音《おん》とが別々《べつべつ》になって頭《あたま》へ這入《はい》る、従《したが》って内容《ないよう》を理解《りかい》するのに手間《てま》が懸《かか》るのであります。されば皆《みな》さんは、文章《ぶんしょう》を綴《つづ》る場合《ばあい》に、まずその文句《もんく》を実際《じっさい》に声《こえ》を出《だ》して暗誦《あんしょう》し、それがすらすらと云《い》えるかどうかを試《ため》してみることが必要《ひつよう》でありまして、もしすらすらと云《い》えないようなら、読者《どくしゃ》の頭《あたま》に這入《はい》りにくい悪文《あくぶん》

文章読本
谷崎は永井荷風に絶賛されて、文壇にデビューしました。ねっとりとふくよかな言葉で綴られる谷崎の文章は、実は谷崎の妻となる松子が書くラブレターを真似ることから生まれて来たものでした。

されば
「そうであれば」という意味です。

であると極めてしまっても、間違《まちが》いはありません。現《げん》に私《わたし》は青年時代《せいねんじだい》から今日《こんにち》に至《いた》るまで、常《つね》にこれを実行《じっこう》しているのでありますが、こう云《い》う点《てん》から考《かんが》えましても、朗読法《ろうどくほう》と云《い》うものは疎《おろそ》かに出来《でき》ないのでありまして、もし皆《みな》さんに音読《おんどく》の習慣《しゅうかん》がありましたら、蕪雑《ぶざつ》な漢《かん》語《ご》を無闇《むやみ》に羅列《られつ》するようなこともなくなるであろうと信《しん》ずるのであります。

極めて
「決めて」というのと同じです。

蕪雑
「物事が雑然としていて整っていないこと」です。

ワンポイントアドバイス

「漢語を使うな」といいながら、ここにも難しい漢語が使われています。それでも日本語らしい豊かさを持っているのは、谷崎の頭には、和語の調子に支えられた力が備わっているからです。

谷崎潤一郎
明治19（1886）年－昭和40（1965）年
大正12（1923）年の関東大震災をきっかけに関西へ移り住み、日本の古典的な美しさにのめり込んで行った谷崎は、「卍」「春琴抄」等の作品を生みました。戦時中は「源氏物語」の現代語訳に取り組み、「細雪」を執筆しました。

column1

一流作家が説く、文章の心得

本書の第1章では、谷崎潤一郎の「文章読本」の一部を取り上げました。谷崎の「文章読本」は、文章に対する我々の注意力を喚起させてくれます。例えば谷崎は、口語と文章の違いについて、口語はその場で感動させることを主眼としているのに対し、文章の方はなるたけその感銘が長く記憶に残るように書くべきだ、と記しています。

私たちはSNSなどで文章を書く際に、まるでメモでも記すように、「書き捨て」てはいないでしょうか。SNSは感動を求めるための文章ではないかもしれませんが、それでも「文章」を公にするという点からすれば、「人の心を捉える」という目的で、磨いた文章を投稿することも、決して忘れてはならないと思うのです。

そういう意味では、三島由紀夫の「文章読本」も多くのことを教えてくれます。三島は「文章の味には、味わってわかりやすい味」のものもあれば「十分に舌の訓練がないことには味わうことができない味」もあるといいます。書き捨てられた文章は、わかりやすいジャンクフードやファストフードの味覚だといってもいいかもしれません。でも、極めれば極めるだけ、深く味わうことができるのが文章の道です。

それでは、文章の道を極めるにはどうすればいいのでしょうか。「古事記」から平安の女流文学、また鎌倉、室町に始まる口語の文学を経て、江戸時代の笑い話、講談など、それぞれの時代に「名文」が書き残されています。三島はこうした「文学作品のなかをゆっくり歩」くことを勧めます。果たしてその方法のひとつこそが、じっくり目と耳と口を使って読む、「音読」なのです。

第2章

気持ちが落ち着く音読

この章では、しっとりとした詩、いにしえに思いを馳せたくなる物語、幼い頃を思い出す童話などを集めました。慌ただしい毎日に心がざわついてしまう時や、一日の終わりを静かに終えたい夜、読んでみてはいかがでしょうか。

方丈記《ほうじょうき》

鴨長明《かものちょうめい》

ゆく河《かわ》の流《なが》れは絶《た》えずして、しかももとの水《みず》にあらず。よどみに浮《う》かぶうたかたは、かつ消《き》え、かつ結《むす》びて、久《ひさ》しくとどまりたるためしなし。世《よ》の中《なか》にある人《ひと》と栖《すみか》と、またかくのごとし。たましきの都《みやこ》のうちに棟《むね》を並《なら》べ、甍《いらか》を争《あらそ》へる高《たか》き賤《いや》しき人《ひと》の住《す》まひは、世々《よよ》を経《へ》て尽《つ》きせぬものなれど、これをまことかと尋《たず》ぬれば、昔《むかし》ありし家《いえ》は稀《まれ》なり。或《あるい》は去年《こぞ》焼《や》けて、今年《ことし》作《つく》れり。或《あるい》は大家《おおいえ》ほろびて小家《こいえ》となる。

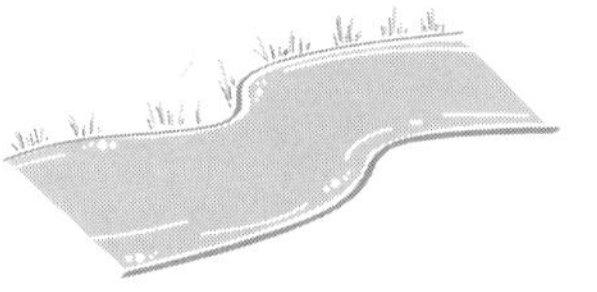

方丈記

建暦2（1212）年に、京都の郊外・日野山（現・京都市伏見区日野）にて書かれた随筆で、「枕草子」「徒然草」と並び、「古典日本三代随筆」のひとつに数えられています。和文、漢文両方の要素を持つ和漢混交文で綴られます。

ゆく河の流れは絶えずして、しかももとの水にあらず。
行く川の流れは絶えることがなく、またそこに流れる水は先ほどの水でもありません。

よどみに浮ぶうたかたは、かつ消え、かつ結びて、久しくとどまりたるためしなし。
流れが滞ったところに浮かぶ水の泡は、一方では消え、一方では生じて、長い間同じであり続けることもありません。

世の中にある人と栖と、またかくのごとし。
世の中に存在する人や家も、またこのようなものなのです。

たましきの都のうちに棟を並べ、甍を争へる高き賤しき人の住ひは、世々を経て尽きせぬものなれど、これをまことかと尋ぬれば、昔ありし家は稀なり。
玉を敷いたように美しい都の中で棟を並べ、屋根の高さを競っている身分の高い人、低い人の住居は、長い年月を経てもなくなるものではないといいますが、それが本当かといえば、昔のままそのままある家というものはめったにないものです。

或は去年焼けて、今年作れり。
あるものは去年焼けて、今年作ったものでしょう。

或は大家ほろびて小家となる。
あるものは大きな家が滅んで小さな家となったものです。

住む人もこれに同じ。所も変らず、人も多かれど、いにしへ《え》見《み》し人《ひと》は、二三十人《にさんじゅうにん》が中《なか》にわづ《ず》かにひとりふたりなり。朝《あした》に死《し》に夕《ゆうべ》に生《うま》るるならひ《い》、ただ水《みず》の泡《あわ》にぞ似《に》たりける。知《し》らず、生《うま》れ死《し》ぬる人《ひと》、いづ《ず》かたより来《きた》りて、いづ《ず》かたへか去《さ》る。また知《し》らず、仮《かり》の宿《やど》り、誰《た》がためにか心《こころ》を悩《なや》まし、何《なに》によりてか目《め》を喜《よろこ》ばしむる。その主《あるじ》と栖《すみか》と無常《むじょう》を争《あらそ》ふさま、いは《わ》ばあさがほ《お》の露《つゆ》に異《こと》ならず。

ワンポイントアドバイス

この世の中を「無常」とする考えを、当てのないものとして悲観的に捉えることもできます。しかし人は与えられた境遇において、あらゆる感情で心を満たし、絆を保つと知ることができます。気持ちを落ち着けて読んでみましょう。

住む人もこれに同じ。住んでいる人もこれと同じです。**所も変らず、人も多かれど、いにしへ見し人は、二三十人が中にわづかにひとりふたりなり。**場所も変わらず、人も多いけれども、昔からの知り合いは、二、三十人の内で一人か二人です。**朝に死に夕に生るるならひ、ただ水の泡にぞ似たりける。**人は朝に亡くなり、夕べに生まれるといいますが、この教えはちょうど水の泡に似ているのです。**知らず、生れ死ぬる人、いづかたより来りて、いづかたへか去る。**私にはわかりません、生まれたり死んだりする人が、どこから来て、どこへ去って行くのか——。**また知らず、仮の宿り、誰がためにか心を悩まし、何によりてか目を喜ばしむる。**またこれもまったくわかりません、この仮の宿、つまり人生は、誰のために心を悩ませ、何によって目を楽しませようとするものなのか。**その主と栖と無常を争ふさま、いはばあさがほの露に異ならず。**主人と家とが常に変転することを争う有様は、まるで朝顔の花と露との関係と同じなのです。

鴨長明
久寿2(1155)年頃－建保4(1216)年頃
平安後期から鎌倉初期の歌人、随筆家。京都の賀茂神社に代々仕える家に生まれますが、望んだ神職の道を断たれ、齢50歳の頃に出家します。山中に作った方丈(四方が3メートルくらいの部屋)での暮らしを「方丈記」に綴りました。

銀《ぎん》の匙《さじ》

中《なか》勘助《かんすけ》

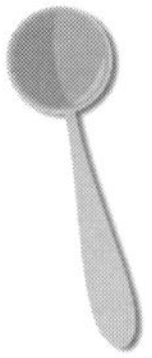

私《わたし》の書斎《しょさい》のいろいろながらくた物《もの》などいれた本箱《ほんばこ》の抽匣《ひきだし》に昔《むかし》からひとつの小箱《こばこ》がしまってある。それはコルク質《しつ》の木《き》で、板《いた》の合《あわ》せめごとに牡丹《ぼたん》の花《はな》の模様《もよう》のついた絵紙《えがみ》をはってあるが、もとは舶来《はくらい》の粉煙草《こなたばこ》でもはいってたものらしい。なにもとりたてて美《うつく》しいのではないけれど、木《き》の色合《いろあい》がくすんで手触《てざわ》りの柔《やわらか》いこと、蓋《ふた》をするとき ぱん とふっくらした音《おと》のすることなどのために今《いま》でもお気《き》にいりの物《もの》のひとつになっている。なかには子安《こやす》貝《がい》や、椿《つばき》の実《み》や、小《ちい》さいときの玩《もてあそ》びであった

銀の匙
ふと見つけた銀の小匙から、病弱で感じやすい魂を持った、幼い子どもの頃の思い出を淡々と描いていきます。人生に目覚めていきながら、生きることの本質に触れる美しい文章は、今なお輝きを失いません。

絵紙
色刷りにした絵や模様のある紙です。子どもが紙人形の衣裳を作ったりするのに使われました。

舶来
外国から輸入されたものをいいます。

粉煙草
細かい粉末状の煙草です。

子安貝
タカラガイ科の巻き貝をいいます。形が卵形で色が美しく、安産のお守りとされました。

玩び
おもちゃのことです。手に持って遊ぶ道具にするものです。

こまこました物がいっぱいつめてあるが、そのうちにひとつ珍《めずら》しい形《かたち》の銀《ぎん》の小匙《こさじ》のあることをかつて忘《わす》れたことはない。それはさしわたし五分《ごぶ》ぐらいの皿形《さらがた》の頭《あたま》にわずかにそりをうった短《みじか》い柄《え》がついてるので、分《ぶ》あつにできてるために柄《え》の端《はし》を指《ゆび》でもってみるとちょいと重《おも》いという感《かん》じがする。私《わたし》はおりおり小箱《こばこ》のなかからそれをとりだし丁寧《ていねい》に曇《くも》りを拭《ぬぐ》ってあかず眺《なが》めてることがある。私《わたし》がふとこの小《ちい》さな匙《さじ》をみつけたのは今《いま》からみればよほど旧《ふる》い日《ひ》のことであった。

五分
一分は約0・30303センチメートルです。したがって、五分は1・5センチメートルくらいです。

そりをうった
反った、あるいは反ったように曲がっていることです。

分あつに
分厚いことです。厚みがあることをいいます。

ワンポイントアドバイス

机の引き出しなどから、思い出の品を見つけたことはありませんか。どうやってそれを手に入れたのかなど、思い出してみると不思議な感じがしてきます。思い出の欠片に光が宿るということを思いながら、読んでみてください。

中勘助
明治18（1885）年－昭和40（1965）年
東京都生まれ。小説家、詩人。「銀の匙」は夏目漱石の推薦により、東京朝日新聞に連載されました。雑誌に寄稿した「夏目先生と私」からは、彼の師への心情がうかがえます。文壇との距離を置いた、孤高の作家といわれます。

よだかの星《ほし》

宮沢賢治《みやざわけんじ》

よだかは、実《じつ》にみにくい鳥《とり》です。

顔《かお》は、ところどころ、味噌《みそ》をつけたようにまだらで、くちばしは、ひらたくて、耳《みみ》までさけています。

足《あし》は、まるでよぼよぼで、一間《いっけん》とも歩《ある》けません。

ほかの鳥《とり》は、もう、よだかの顔《かお》を見《み》ただけでも、いやになってしまうという工合《ぐあい》でした。

たとえば、ひばりも、あまり美《うつく》しい鳥《とり》ではありませんが、よだかよりは、ずっと上《うえ》だと思《おも》っていましたので、夕方《ゆうがた》など、よだかにあ

よだかの星
賢治没後の昭和9（1934）年に発表されました。醜い夜鷹は、どうしてこんな自分が虫などの命を奪いながら生きていかなければならないかと、自問します。そして夜空を飛ぶ夜鷹は、いつしか星になるのです。

よだか
褐色の30センチメートルほどの鳥で、夏に日本へやってきます。名前にタカとつきますが、鷹と同じ種類の鳥ではありません。

一間
一間は約六尺です。一尺が約30・3センチメートルなので、一間は1・82メートルくらいです。

うと、さもさもいやそうに、しんねりと目をつぶりながら、首《くび》をそっ方《ぽ》へ向《む》けるのでした。もっとちいさなおしゃべりの鳥《とり》などは、いつでもよだかのまっこうから悪口《わるくち》をしました。

「ヘン。又出《またで》て来《き》たね。まあ、あのざまをごらん。ほんとうに、鳥《とり》の仲間《なかま》のつらよごしだよ。」

「ね、まあ、あのくちの大《おお》きいことさ。きっと、かえるの親類《しんるい》か何《なに》かなんだよ。」

こんな調子《ちょうし》です。

しんねりと
しつこく、ねちねちしていることをいいます。

!

ワンポイントアドバイス

生きる意味がどこにあるのかを考え続けた賢治の思索の過程が、ここにあります。上手に読もうとしないで、考えながら、言葉を噛みしめて読んでみてください。自分の中に光が見えてくるかもしれません。

宮沢賢治
明治29（1896）年-昭和8年（1933）年　岩手県生まれ。童話作家、詩人。小学校3年生の時、担任教師の八木英三が読み聞かせた「家なき子」などが、後に賢治が創作する童話に影響を与えました。5年生の時には鉱物に魅入られ、「石っこ賢さん」のあだ名が付いたといいます。

歎異抄《たんにしょう》

唯円《ゆいえん》

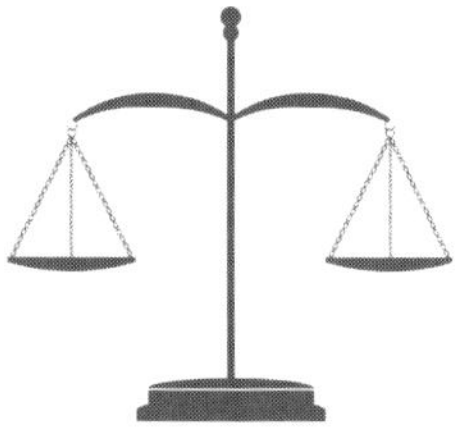

一《ひとつ》、善人《ぜんにん》なおもって、往生《おうじょう》を遂《と》ぐ。況《いわ》んや、悪人《あくにん》をや。

しかるを、世《よ》の人《ひと》、常《つね》に言《い》わく、「悪人《あくにん》なお往生《おうじょう》す。いかに況《いわ》んや、善人《ぜんにん》をや」。この条《じょう》、一旦《いったん》、その言《い》われあるに似《に》たれども、本《ほん》願《がん》・他力《たりき》の意趣《いしゅ》に背《そむ》けり。その故《ゆえ》は、自力作《じりきさ》善《ぜん》の人《ひと》は、偏《ひと》えに他力《たりき》を頼《たの》む心《こころ》欠《か》けたる間《あいだ》、弥陀《みだ》の本願《ほんがん》にあらず。しかれども、自力《じりき》の心《こころ》をひるがえして、他力《たりき》を頼《たの》み奉《たてまつ》れば、真実報《しんじつほう》

歎異抄

親鸞が亡くなって30年ほど後、1300年頃に編集されたと考えられています。そして編集されてからも200年間、誰からも顧みられませんでした。本格的に読まれるようになったのは、明治時代になってからです。

善人なおもって、往生を遂ぐ。況んや、悪人をや。

善人でさえ、やはり往生を遂げます。まして、悪人は言うまでもないでしょう。

しかるを、世の人、常に言わく、「悪人なお往生す。いかに況んや、善人をや」。

それなのに、世間の人は、いつも「悪人でさえ往生する。ましてや善人は言うまでもないことだ」と言うのです。

この条、一旦、その言われあるに似たれども、本願・他力の意趣に背けり。

このことは、一応は理由があるようですが、本願と他力との趣旨に反しているのです。

その故は、自力作善の人は、偏えに他力を頼む心欠けたる間、弥陀の本願にあらず。

その理由は、自己の力を信じて善事を行う人は、仏の他力をひたすらに頼りに思う心が欠けているので、阿弥陀の本願から外れているからです。

しかれども、自力の心をひるがえして、他力を頼み奉れば、真実報土の往生を遂ぐるなり。

土の往生を遂ぐるなり。
煩悩具足《ぼんのうぐそく》のわれらは、いずれの行《ぎょう》にても、生死《しょうじ》を離《はな》るることあるべからざるを憐《あわれ》み給《たま》いて、願《がん》を起《おこ》し給《たま》う本意《ほんい》、悪人成仏《あくにんじょうぶつ》のためなれば、他力《たりき》を頼《たの》み奉《たてまつ》る悪人《あくにん》、もっとも、往生《おうじょう》の正因《しょういん》なり。
よって、「善人《ぜんにん》だにこそ往生《おうじょう》すれ。まして悪人《あくにん》は」と仰《おお》せ候《そうら》いき。

ワンポイントアドバイス

悪人正機説と呼ばれる親鸞独自の思想の転換は、多くの人の心を捉えて放すことがありません。何度も何度も読み返すことで、生かされていることの有り難さを、深く感じることになるのではないでしょうか。

そうではありますがしかし、その自力に頼る心を根本から翻して、仏の他力をお頼り申し上げれば、真実の浄土の往生を遂げることになるのです。

煩悩具足のわれらは、いずれの行にても、生死を離るることあるべからざるを憐み給いて、願を起し給う本意、悪人成仏のためなれば、他力を頼み奉る悪人、もっとも、往生の正因なり。

煩悩が十分に身に備わっている私たちは、どのような修行によっても、生死を重ねる迷いの境地を抜け出すことができないことを仏は不憫に思って、救い取ろうとする本願をお起こしになりました。仏の本当の御意志は、善人よりもむしろ悪人が仏となるためのものなのですから、仏の他力をお頼り申し上げる悪人こそ、本当に往生できる正しい原因となるのです。

よって、「善人だにこそ往生すれ。まして悪人は」と仰せ候いき。

ですから、「善人でさえも往生する。まして悪人は言うまでもない」と親鸞聖人は仰ったのです。

唯円

1222年?-1289年?

浄土真宗の開祖・親鸞の弟子。生没年や「歎異抄」の著者については諸説ありますが、全18条からなり、親鸞による教えと師亡き後に出てきた異義を批判した浄土真宗の聖典、「歎異抄」を書いた人物と見られています。

この道《みち》

北原白秋《きたはらはくしゅう》

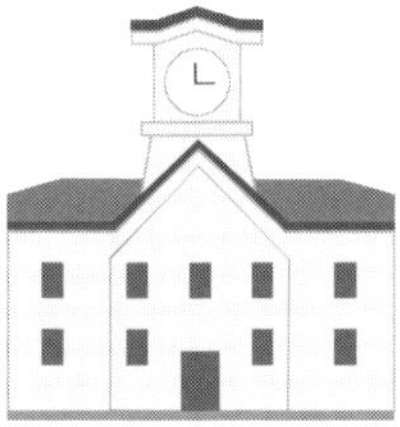

この道《みち》はいつか来《き》た道《みち》、
ああ、そうだよ、
あかしやの花《はな》が咲《さ》いてる。

あの丘《おか》はいつか見《み》た丘《おか》、
ああ、そうだよ、
ほら、白《しろ》い時計台《とけいだい》だよ。

この道
大正14(1925)年、白秋が北海道に行った時に作られました。前半は札幌の情景が歌われています。そして、その「道」に重ねて後半は、母親の実家である熊本県南関町から福岡県柳川市までの情景が歌われます。

あかしや
札幌の街路樹として、明治18(1885)年にニセアカシアが植樹されました。和名では「針槐(はりえんじゅ)」と呼ばれます。

時計台
札幌の観光名所になっている、旧札幌農学校演武場のことといわれています。

この道《みち》はいつか来《き》た道《みち》、
ああ、そうだよ、
母《かあ》さんと馬《ば》車《しゃ》で行《い》ったよ。

あの雲《くも》はいつか見《み》た雲《くも》、
ああ、そうだよ、
山《さん》査《ざ》子《し》の枝《えだ》も揺《ゆ》れてる。

ワンポイントアドバイス

歌ってみると、遠く思い出の中にある、母親に手を引かれて歩いた「道」が頭に浮かんできませんか。音読をする時にはあえて歌わずに、思い出の中にある道をたどりながら読んでみてください。涙があふれてくるかもしれませんね。

山査子
中国原産の植物です。幹や枝にはトゲがあり、春に小さな白い花を咲かせます。赤い実は薬用にも使われます。

北原白秋
明治18（1885）年－昭和17（1942）年
福岡県生まれ。詩人、歌人、童謡作家。「この道」に曲をつけた山田耕筰と白秋の姿を描いた映画が、平成31（2019）年に公開されました。彼らが活躍した児童文芸誌『赤い鳥』が創刊されたのは、およそ100年前のことです。

冬《ふゆ》の蠅《はえ》

梶井基次郎《かじいもとじろう》

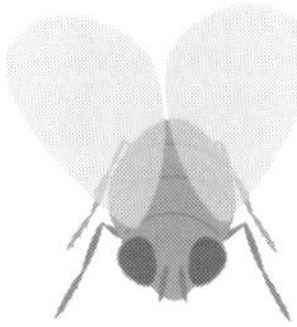

樫鳥《かしどり》が何度《なんど》も身近《みぢか》から飛《と》び出《だ》して私《わたし》を愕《おどろ》かした。道《みち》は小暗《こぐら》い谿襞《たにひだ》を廻《めぐ》って、どこまで行《い》っても展望《てんぼう》がひらけなかった。このままで日《ひ》が暮《く》れてしまってはと、私《わたし》の心《こころ》は心細《こころぼそ》さで一杯《いっぱい》であった。幾《いく》たびも飛《と》び出《だ》す樫鳥《かしどり》は、そんな私《わたし》を、近《ちか》くで見《み》る大《おお》きな姿《すがた》で脅《おびや》かしながら、葉《は》の落《お》ちた欅《けやき》や楢《なら》の枝《えだ》を匍《は》うように渡《わた》って行《い》った。

最後《さいご》にとうとう谿《たに》が姿《すがた》をあらわした。杉《すぎ》の秀《ほ》が細胞《さいぼう》のように密生《みっせい》している遙《はる》かな谿《たに》！

冬の蠅

昭和3(1928)年発表の短編です。肺を患う「私」が伊豆の温泉で、周囲に集まる冬の蠅を観察して、その「生きんとする意志」に驚くという話です。文章がまるで「結晶」のように煌めく、奇跡のような作品です。

樫鳥

小さなハトくらいの、赤褐色の鳥です。「ギャーギャー」とうるさく鳴きます。

谿襞

谿谷がまるで襞のように、細く折れ曲がった所のことです。

秀

突き出して目立つ部分です。

何《なん》というそれは巨大《きょだい》な谿《たに》だったろう。遠靄《とおもや》のなかには音《おと》もきこえない水《みず》も動《うご》かない滝《たき》が小《ちい》さく小《ちい》さく懸《かか》っていた。眩暈《めまい》を感《かん》じさせるような谿底《たにそこ》には丸太《まるた》を組《く》んだ橇道《そりみち》が寒《さむ》ざむと白《しろ》く匍《は》っていた。日《ひ》は谿向《たにむこ》うの尾根《おね》へ沈《しず》んだところであった。水《みず》を打《う》ったような静《しず》けさがいまこの谿《たに》を領《りょう》していた。何《なに》も動《うご》かず何《なに》も聴《き》こえないのである。この静《しず》けさはひょっと夢《ゆめ》かと思《おも》うような谿《たに》の眺《なが》めになおさら夢《ゆめ》のような感《かん》じを与《あた》えていた。

！
ワンポイントアドバイス

冬の山をイメージして読んでみてください。静けさの中にたたずむ自然が、心に染み込んできます。作者が歩くこと、自然を感じることによって生きる力を得たように、読むことで力を蓄えてみましょう。

遠靄
遠くに掛かっている靄のことです。

橇道
雪の上などで、橇が踏み固めることによって作られた道です。

領して
自分の所有にする、占有することです。

梶井基次郎
明治34（1901）年－昭和7（1932）年
大阪生まれ。小説家。結核を患い、東京帝国大学英文科に入学したものの、中退します。闘病の傍ら創作を続け、文壇の評価を得つつありましたが、夭折しました。最も知られている作品に「檸檬」があります。

汚《よご》れっちまった悲《かな》しみに……

中原中也《なかはらちゅうや》

汚《よご》れっちまった悲《かな》しみに
今日《きょう》も小雪《こゆき》の降《ふ》りかかる
汚《よご》れっちまった悲《かな》しみに
今日《きょう》も風《かぜ》さえ吹《ふ》きすぎる

汚《よご》れっちまった悲《かな》しみは
たとえば狐《きつね》の革裘《かわごろも》
汚《よご》れっちまった悲《かな》しみは
小雪《こゆき》のかかってちぢこまる

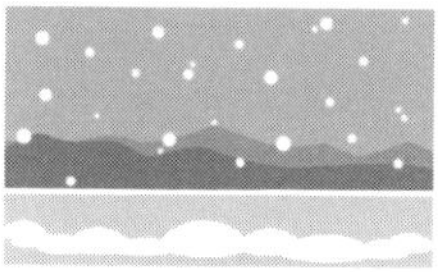

汚れっちまった悲しみに……
昭和9（1934）年に出版された、第一詩集『山羊の歌』に収録されています。青春の悲しさ、どうしようもない不安と焦り、そして生きていく中でどんどん汚れ、汚くなっていく自分を歌ったものです。

革裘
真っ白な柔らかいキツネの脇の毛だけで作られた、毛皮のコートです。

汚《よご》れっちまった悲《かな》しみは
なにのぞむなくねがうなく
汚《よご》れっちまった悲《かな》しみは
倦怠《けだい》のうちに死《し》を夢《ゆめ》む

汚《よご》れっちまった悲《かな》しみに
いたいたしくも怖気《おじけ》づき
汚《よご》れっちまった悲《かな》しみに
なすところもなく日《ひ》は暮《く》れる……

ワンポイントアドバイス

眼の前にある欲望を満たすために歩き回る若い男、しかし自分が過ごした日々を思うと、やるせない汚れが足跡として残っている。悲しさという以外に言葉がなく、死さえ空しい……そんなどうしようもない気持ちを歌った歌です。

倦怠のうちに死を夢む

「倦怠」は「倦怠（けんたい）」と「懈怠（けたい）」を重ねて作られた言葉といわれます。将来に何も望まず、死を望むのでもなく、死を夢見ている状態です。

中原中也

明治40（1907）年－昭和12（1937）年 山口県生まれ。詩人・歌人。8歳になる年、弟の死に際し詩を作り、それが詩人としての原点になったといいます。フランス象徴派詩人の影響を受けた彼がフランス語を学んだアテネ・フランセが、東京都千代田区にあります。

風《かぜ》立《た》ちぬ

堀《ほり》辰《たつ》雄《お》

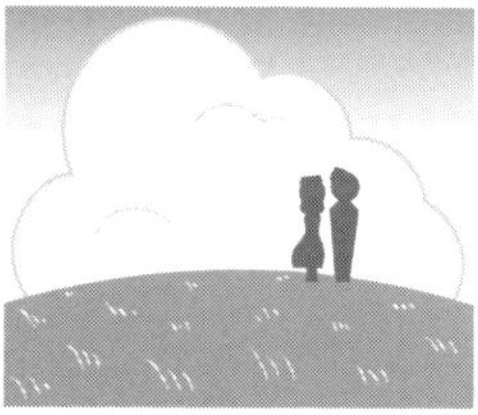

それらの夏《なつ》の日々《ひび》、一面《いちめん》に薄《すすき》の生《お》い茂《しげ》った草原《くさはら》の中《なか》で、お前《まえ》が立《た》ったまま熱心《ねっしん》に絵《え》を描《か》いていると、私《わたし》はいつもその傍《かたわ》らの一本《いっぽん》の白《しら》樺《かば》の木蔭《こかげ》に身《み》を横《よこ》たえていたものだった。そうして夕方《ゆうがた》になって、お前《まえ》が仕事《しごと》をすませて私《わたし》のそばに来《く》ると、それからしばらく私達《わたしたち》は肩《かた》に手《て》をかけ合《あ》ったまま、遥《はる》か彼方《かなた》の、縁《ふち》だけ茜色《あかね》を帯《お》びた入道雲《にゅうどうぐも》のむくむくした塊《かたまり》に覆《おお》われている地平線《ちへいせん》の方《ほう》を眺《なが》めやっていたものだった。ようやく暮《く》れようとしかけているその地平線《ちへいせん》から、反対《はんたい》に何物《なにもの》かが生《う》まれて来《き》つ

風立ちぬ
昭和13(1938)年に出版された作品で、フランスの詩人・ヴァレリーの詩句を踏まえて題名が付けられました。「死ぬ」ということの意味を問いながら、「死」を超越して「生きる」ことを強く問う作品です。

白樺
高原、山地の日当りの良い所に生える、カバノキ科の落葉樹です。

茜色
もともとは、アカネという草で染めた色をいいます。陽が沈む時の黄赤色です。

つあるかのように……。

そんな日《ひ》のある午後《ごご》、（それはもう秋近《あきちか》い日《ひ》だった）私達《わたしたち》はお前《まえ》の描《か》きかけの絵《え》を画架《がか》に立《た》てかけたまま、その白樺《しらかば》の木蔭《こかげ》に寝《ね》そべって、果物《くだもの》を齧《か》じっていた。砂《すな》のような雲《くも》が空《そら》をさらさらと流《なが》れていた。そのとき不意《ふい》に、どこからともなく風《かぜ》が立《た》った。私達《わたしたち》の頭《あたま》の上《うえ》では、木《き》の葉《は》の間《あいだ》からちらっと覗《のぞ》いている藍色《あいいろ》が伸《の》びたり縮《ちぢ》んだりした。

画架
画布、キャンバスを立てかけるイーゼルです。

ワンポイントアドバイス

不治の病とされた結核に冒された許嫁を看病するために、サナトリウムにいる主人公。この「秋」が、二人で過ごせる最後の時となります。高原の爽やかな空気が二人を包む……そんな情景を心に浮かべてみてください。

堀 辰雄
明治37（1904）年-昭和28（1953）年 東京生まれ。小説家。代表作のひとつ「風立ちぬ」は、婚約者と死別した体験を基に綴られました。平成25（2013）年に公開されたスタジオジブリによる同名の映画は、彼の小説から名前を取っています。

陰翳礼讃《いんえいらいさん》

谷崎潤一郎《たにざきじゅんいちろう》

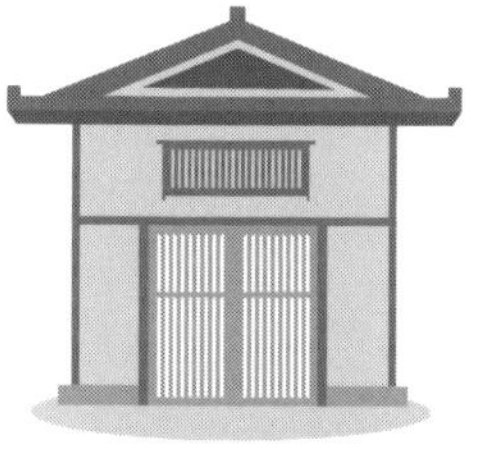

今日《こんにち》、普請道楽《ふしんどうらく》の人《ひと》が純日本風《じゅんにほんふう》の家屋《かおく》を建《た》てて住《す》まおうとすると、電気《でんき》や瓦斯《ガス》や水道等《すいどうなど》の取付《とりつ》け方《かた》に苦心《くしん》を払《はら》い、何《なん》とかしてそれらの施設《しせつ》が日本座敷《にほんざしき》と調和《ちょうわ》するように工夫《くふう》を凝《こ》らす風《ふう》があるのは、自分《じぶん》で家《いえ》を建《た》てた経験《けいけん》のない者《もの》でも、待合料理屋旅館等《まちあいりょうりやりょかんなど》の座敷《ざしき》へ這入《はい》ってみれば常《つね》に気《き》が付《つ》くことであろう。独《ひと》りよがりの茶人《ちゃじん》などが科学文明《かがくぶんめい》の恩沢《おんたく》を度外《どがい》視《し》して、辺鄙《へんぴ》な田舎《いなか》にでも草庵《そうあん》を営《いとな》むなら格別《かくべつ》、いやしくも相当《そうとう》の家族《かぞく》を擁《よう》して都会《とかい》に住居《じゅうきょ》する以上《いじょう》、いくら日本風《にほんふう》にするからと

陰翳礼讃
昭和8(1933)年から約1年にわたって雑誌に連載された、谷崎ならではの日本文化論です。すべてのものを詩化することができた、日本人。西洋化が進む中で、失ってはならない日本の文化の深さを説いています。

普請
建築工事一般のことをいいます。

恩沢
お陰、恩恵です。

草庵
藁(わら)、茅(かや)などで屋根を葺(ふ)いた粗末な家。草ぶきの小さな家です。

いやしくも
「仮そめにも」「仮にも」「もしも」「万一」という意味です。

擁して
「従えている」「養っている」という意味です。

云って、近代生活に必要な暖房や照明や衛生の設備《せつび》を斥《しりぞ》ける訳《わけ》には行《い》かない。で、凝《こ》り性《しょう》の人《ひと》は電話《でんわ》一《ひと》つ取《と》り附《つ》けるにも頭《あたま》を悩《なや》まして、梯子段《はしごだん》の裏《うら》とか、廊下《ろうか》の隅《すみ》とか、出来《でき》るだけ目障《めざわ》りにならない場所《ばしょ》に持《も》って行《い》く。その他庭《たにわ》の電線《でんせん》は地下線《ちかせん》にし、部屋《へや》のスイッチは押入《おしい》れや地袋《ちぶくろ》の中《なか》に隠《かく》し、コードは屏風《びょうぶ》の蔭《かげ》を這《は》わす等《など》、いろいろ考《かんが》えた揚句《あげく》、中《なか》には神経質《しんけいしつ》に作為《さくい》をし過《す》ぎて、却《かえ》ってうるさく感《かん》ぜられるような場合《ばあい》もある。

梯子段
階段になっているところです。

地袋
床の間の脇の違い棚の下などに付けた、小さい袋戸棚をいいます。

作為
事実はそうでないのに、そう見せかけようとしていろいろの手段をとること。

ワンポイントアドバイス

独特の美学を追究する谷崎が到達したのは、表には見えないところに隠された日本の美でした。そうした「陰翳」を探すつもりで音読してみてください。大きな声で音読するより、ちょっと小さな声の方が合うのではないでしょうか。

谷崎潤一郎
明治19（1886）年 - 昭和40（1965）年
東京生まれ。小説家。「細雪」や「陰翳礼讃」には、谷崎の手により日本の伝統的な美しさがしたためられています。弟の谷崎精二は小説家・英文学者で、エドガー・アラン・ポーの翻訳を手掛けたことでも知られます。

野菊《のぎく》の墓《はか》

伊藤左千夫《いとうさちお》

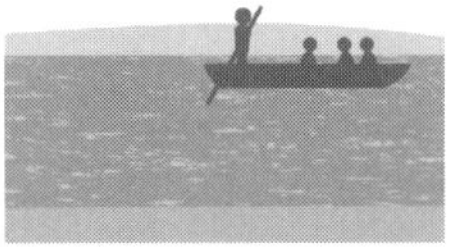

後《のち》の月《つき》という時分《じぶん》が来《く》ると、どうも思《おも》わずにはいられない。幼《おさな》い訳《わけ》とは思《おも》うが何分《なにぶん》にも忘《わす》れることが出来《でき》ない。最早十年余《もうじゅうねんよ》も過《す》ぎ去《さ》った昔《むかし》のことであるから、細《こま》かい事実《じじつ》は多《おお》くは覚《おぼ》えていないけれど、心持《こころも》ちだけは今《いま》なお昨日《きのう》の如《ごと》く、その時《とき》のことを考《かんが》えてると、全《まった》く当《とう》時《じ》の心持《こころも》ちに立《た》ち返《かえ》って、涙《なみだ》が留《と》めどなく湧《わ》くのである。悲《かな》しくもあり楽《たの》しくもありというような状態《ありさま》で、忘《わす》れようと思《おも》うこともないではないが、むしろ繰《く》り返《かえ》し繰《く》り返《かえ》し、考《かんが》えては、夢幻的《むげんてき》の興味《きょうみ》を貪《むさぼ》っていることが多《おお》い、

野菊の墓
明治39（1906）年に発表されました。数え年15歳の政夫と2つ年上の民子の恋が、見とがめを受けてしまいます。民子はまもなく結婚して亡くなります。純情可憐な恋愛を描く小説が、多くの人の心を打ちました。

後の月という時分
旧暦9月13日の夜のことをいいます。

幼い訳
「まだ幼かったから」という意味です。

心持ち
心の感じ具合、気持ちのことです。

夢幻的の興味を貪って
「夢や幻を見ているようなおもしろさに耽って」という意味です。

松戸
千葉県松戸市のことです。

二里
一里は約4キロメートルなので、二里は大体8キロメートルくらいです。

そんな訳からちょっと物に書いておこうかという気《き》になったのである。

僕《ぼく》の家《いえ》というは、松戸《まつど》から二里《にり》ばかり下《さ》がって、矢切《やぎり》の渡《わた》しを東《ひがし》へ渡《わた》り、小高《こだか》い岡《おか》の上《うえ》でやはり矢切村《やぎりむら》といってる所《ところ》。矢切《やぎり》の斎藤《さいとう》といえば、この界隈《かいわい》での旧家《きゅうか》で、里見《さとみ》の崩《くず》れが二《に》、三人《さんにん》ここへ落《お》ちて百姓《ひゃくしょう》になった内《うち》の一人《ひとり》が斎藤《さいとう》といったのだと祖父《じじい》から聞《き》いている。屋敷《やしき》の西側《にしがわ》に一丈五《いちじょうご》、六尺《ろくしゃく》も廻《まわ》るような椎《しい》の樹《き》が四《し》、五本重《ごほんかさ》なり合《あ》って立《た》っている。村一番《むらいちばん》の忌森《いもり》で村《むら》じゅうから羨《うらや》ましがられている。

ワンポイントアドバイス

漱石が「自然で、淡泊で、可哀想で、美しくて、野趣があって結構です。あんな小説なら何百篇よんでもよろしい」と言った作品です。数度、映画化もされています。情景を思い浮かべながら読んでみてください。

矢切の渡し
東京都葛飾区柴又と千葉県松戸市矢切を結ぶ渡し舟があり、「矢切の渡し」と呼ばれます。

旧家
昔から続いて来た、由緒ある家柄のことをいいます。

里見の崩れ
戦国時代に房総を領した、里見氏の落ち武者のことをいっています。

一丈五、六尺も廻る
一丈は3・03メートル、一尺は30・3センチメートルです。「4メートル50センチから4メートル80センチの長さにもなる」という意味です。

椎
ブナ科シイノキ属の常緑樹です。秋には椎の実を落とします。

忌森
暴風雨から家を守るため、屋敷の周りを囲むように作られた森をいいます。

伊藤左千夫
元治元（1864）年－大正2（1913）年
千葉県生まれ。歌人、小説家。正岡子規の門下に入り、短歌雑誌『馬酔木（あしび）』『アララギ』を創刊します。万葉集を尊び、写実を旨としました。斎藤茂吉や島木赤彦ら、優れた歌人を輩出したのも特筆すべきことです。

群衆《ぐんしゅう》と孤独《こどく》

萩原朔太郎《はぎわらさくたろう》

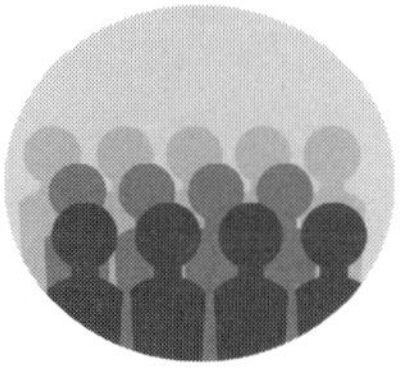

本当《ほんとう》の孤独《こどく》と言《い》うものは——ボオドレエルの言《い》った通《とお》り——群衆《ぐんしゅう》の中《なか》でのみ味《あじ》わわれる。群衆《ぐんしゅう》の中《なか》に居《い》る時《とき》ほど、人生《じんせい》の落寞《らくばく》たる秋《あき》の悲哀《ひあい》や、心《こころ》を食《く》い裂《さ》くeinsam《あいんざあむ》の痛《いた》みやを、寂《さび》しく哀切《あいせつ》に感《かん》ずることはない。それ故《ゆえ》に真《しん》の孤独的性格者《こどくてきせいかくしゃ》は、いつも都会《とかい》にのみ生《せい》活《かつ》して居《い》る。西行《さいぎょう》やワーズワースの如《ごと》き隠遁《いんとん》

群衆と孤独
昭和6（1931）年、雑誌『作品』の5月号に発表されました。一緒に発表された「群集と都会人」という小さなエッセイの中で、朔太郎は「都会人こそ我が故郷。都会人こそ我が友なれ！」とうたっています。

ボオドレエル
朔太郎はよく、「日本のボードレール」といわれました。そして彼自身、フランスの詩人・ボードレールに心酔していました。

落寞
もの悲しい様、寂寞としていることです。

einsam の痛みやを
ドイツ語「einsam」は「寂しい」という意味の言葉です。「痛みやを」は「痛みなどを」という意味です。

哀切
非常に哀れで切ないことです。

西行
俗名・佐藤義清。剃髪して西行と名乗り、歌人として有名です。

ワーズワース
ウィリアム・ワーズワース（1770～1850）。イギリスのロマン派詩人です。

者等が、都会を嫌って山里の中に籠ったのは、如何《いか》にしても我々《われわれ》に理解《りかい》できない、不思議《ふしぎ》な別《べつ》の心理《しんり》に属《ぞく》する。おそらく彼等《かれら》は、本当《ほんとう》の深酷《しんこく》な孤独者《こどくしゃ》でなく、むしろ田舎《いなか》の自然美《しぜんび》を愛《あい》したところの、風雅《ふうが》な楽天家《らくてんか》であったのだろう。

ワンポイントアドバイス

大正・昭和初期の知識人を代表する人の言葉です。神経質というか、繊細な感じが行間にもピリピリと漂っていますね。この力に負けないように、時にはわざと大きな声で読んでみるのも一興です。

隠遁者
隠者ともいいます。世間との交わりを避けて、ひっそりと隠れ住む人です。

風雅
高尚で雅な趣があることをいいます。

萩原朔太郎
明治19（1886）年－昭和17（1942）年
群馬県生まれ。詩人。口語による型に捕らわれない詩を制作し、近代詩の頂点を極めました。代表作に『月に吠える』『青猫』『純情小曲集』などがあります。詩人・小説家の室生犀星とは、生涯にわたって友情で結ばれていました。

放浪記《ほうろうき》(1)

林《はやし》芙美子《ふみこ》

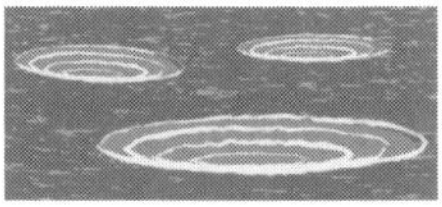

腹《はら》の底《そこ》をゆすぶるように、遠《とお》くで蒸汽《じょうき》の音《おと》が鳴《な》っている。鉛色《なまりいろ》によどんだ小《ちい》さな渦巻《うずまき》が幾《いく》つか海《うみ》のあなたに一《ひと》ツ一《ひと》ツ消《き》えて行《い》って、唸《うな》りをふくんだ冷《つめ》たい十二月《じゅうにがつ》の風《かぜ》が、乱《みだ》れた私《わたし》の銀杏返《いちょうがえ》しの鬢《びん》を頰《ほ》っぺたにくっつけるように吹《ふ》いてゆく。八《や》ツ口《くち》に両手《りょうて》を入《い》れて、じっと柔《やわら》かい自分《じぶん》の乳房《ちぶさ》をおさえていると、冷《つめ》たい乳首《ちくび》の感触《かんしょく》が、わけもなく甘酸《あまず》っぱく涙《なみだ》をさそってくる。——ああ、何《なに》もかもに負《ま》けてしまった。東京《とうきょう》を遠《とお》く離《はな》れて、青《あお》い海《うみ》の上《うえ》をつっぱしっていると、色々《いろいろ》に交渉《こうしょう》のあった男《おとこ》や女《おんな》の顔《かお》が、一《ひと》ツ一《ひと》ツ白《しろ》い雲《くも》の間《あいだ》からもやも

放浪記
昭和3（1928）年に連載が始まりましたが、自由に筆を進め、完結を迎えるには戦後を待たなければなりませんでした。女学校卒業後、上京し放浪を強いられた生活が生き生きとした日記体で綴られています。

あなた
「向こう側」「遠い彼方」という意味です。

銀杏返し
女性の髪の結い方のひとつです。江戸時代までは12、13歳から20歳頃までの女性の結い方でしたが、明治時代以降は中高年の女性も結うようになりました。

鬢
頭の左右側面の髪、耳際の髪です。

八ツ口
和服の袖付の下の、脇で縫い合わせない部分です。

やと覗《のぞ》いて来《く》るようだ。

あんまり昨日《きのう》の空《そら》が青《あお》かったので、久《ひさ》し振《ぶ》りに、古里《ふるさと》が恋《こい》しく、私《わたし》は無理矢理《むりやり》に汽車《きしゃ》に乗《の》ってしまった。そうして今朝《けさ》はもう鳴門《なると》の沖《おき》なのだ。

「お客《きゃく》さん！　御飯《ごはん》ぞなッ！」

誰《だれ》もいない夜明《よあ》けのデッキの上《うえ》に、ささけた私《わたし》の空想《くうそう》はやっぱり古里《ふるさと》へ背《そむ》いて都《みやこ》へ走《はし》っている。旅《たび》の古里《ふるさと》ゆえ、別《べつ》に錦《にしき》を飾《かざ》って帰《かえ》る必要《ひつよう》もないのだけれども、なぜか侘《わび》しい気持《きも》ちがいっぱいだった。

ワンポイントアドバイス

無念の気持ちいっぱいに、都落ちする。「あの時、あんな風にしていたら」「あの人にあんなことを言わなければ」と、いろんな後悔が胸に浮かんで来る。苦しさを胸に秘めた感覚を味わいながら、読んでみてください。

古里
鹿児島県桜島の地名です。林芙美子は幼少時にこの地で過ごしたことがあるといわれます。

鳴門
徳島県と兵庫県の間の鳴門海峡です。

ささけた
「ささくれる」と同じで、「感情がとげとげしく荒れる」という意味です。

錦を飾って帰る
立身出世し、美しい衣装を着て故郷に帰ることをいいます。

林芙美子
明治36（1903）年－昭和26（1951）年
山口県生まれ。小説家。尾道の女学校を卒業し、上京後は職を転々とします。彼女の半生を綴った自伝的な内容である長編小説「放浪記」は、多くの人に読まれました。映画、ドラマ、舞台化もされています。

放浪記《ほうろうき》(2)

林芙美子《はやしふみこ》

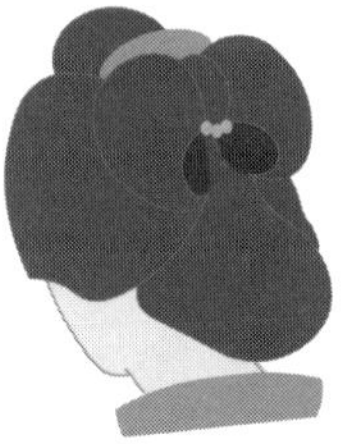

薄暗《うすぐら》い燈火《とうか》の下《した》には大勢《おおぜい》の旅役者《たびやくしゃ》やおへんろさんや、子供《こども》を連《つ》れた漁師《りょうし》の上《かみ》さんの中《なか》に混《まじ》って、私《わたし》も何《なん》だか愁々《しゅうしゅう》として旅心《たびごころ》を感《かん》じている。私《わたし》が銀杏返《いちょうがえ》しに結《ゆ》っているので、「どこからおいでました?」と尋《たず》ねるお婆《ばあ》さんもあれば「どこまで行《い》きゃはりますウ?」と問《と》う若《わか》い男《おとこ》もあった。二《ふた》ツ位《くらい》の赤《あか》ん坊《ぼう》に添《そ》い寝《ね》をしていた若《わか》い母親《ははおや》が、小《ちい》さい声《こえ》で旅《たび》の古里《ふるさと》でかつて聞《き》いた事《こと》のある子守唄《こもりうた》をうたっていた。

放浪記
林芙美子ならではの詩的な感覚で綴られる文章に、読む人たちはどんどん引き込まれていくことでしょう。ユーモアに満ち、現実の世界が生々しく描かれる作品は、人に生きる勇気を与えてくれます。

燈火
「あかり」「ともしび」です。

旅役者
地方を巡業して回る役者、どさまわりの役者のことをいいます。

おへんろさん
四国八十八箇所の霊場を巡礼する人のことです。

愁々として
何となく心に入り込んでくる物悲しさ、憂愁で心が沈んで

旅心
常の住まいを離れて他の所にいる心情、旅情です。

ねんねころ市《いち》
おやすみなんしょ
朝《あさ》もとうからおきなされ
よいの浜風《はまかぜ》ア身《み》にしみますで
夜《よる》サは早《は》よからおやすみよ。

あの濁《にご》った都会《とかい》の片隅《かたすみ》で疲《つか》れているよりも、こんなにさっぱりした海《うみ》の上《うえ》で、自由《じゆう》にのびのびと息《いき》を吸《す》える事《こと》は、ああやっぱり生《い》きている事《こと》もいいものだと思《おも》う。

ワンポイントアドバイス

明るい声が周りで響きます。その声につられて、次第に沈んでいた主人公の心が明るさを取り戻していきます。四国の人たちの明るさに、心の傷が癒えていくのです。心にともしびを得るような気持ちで読んでみましょう。

ねんねころ市
幼児を寝かせつける時に唄う、子守唄の一節です。

とうから
「早くから」という意味です。

林芙美子
明治36(1903)年 - 昭和26(1951)年
「放浪記」の他、「浮雲」「晩菊」などの作品を遺した林芙美子は、東京都新宿区にこだわりの詰まった家を建てました。母親や画家の夫らと共に暮らした家は、後に記念館となり、往時の面影を伝えています。

牛《うし》をつないだ椿《つばき》の木《き》

新美南吉《にいみなんきち》

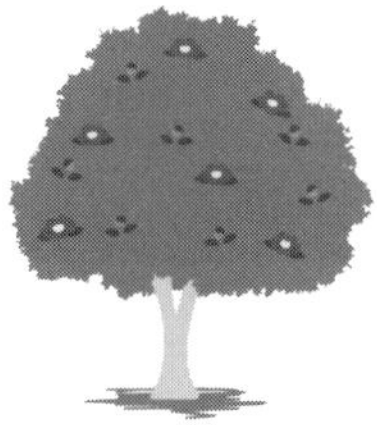

山《やま》の中《なか》の道《みち》のかたわらに、椿《つばき》の若木《わかぎ》がありました。牛《うし》ひきの利助《りすけ》さんは、それに牛《うし》をつなぎました。

人力《じんりき》ひきの海蔵《かいぞう》さんも、椿《つばき》の根本《ねもと》へ人力《じんりき》車《しゃ》をおきました。人力車《じんりきしゃ》は牛《うし》ではないから、つないでおかなくってもよかったのです。

そこで、利助《りすけ》さんと海蔵《かいぞう》さんは、水《みず》をのみに山《やま》の中《なか》にはいってゆきました。道《みち》から一町《いっちょう》ばかり山《やま》にわけいったところに、清《きよ》くてつめたい清《し》水《みず》がいつもわいていたのであります。

一町
約109メートルです。

牛をつないだ椿の木
新美南吉が最晩年に書いたもので、死後発表されました。苦労して井戸を掘った海蔵は、出征のその日、最後に井戸の水を飲んで帰らぬ人となりました。南吉が自分自身の一生を海蔵に重ねて書いた作品です。

ふたりはかわりばんこに、泉《いずみ》のふちの、しだやぜんまいの上《うえ》に両手《りょうて》をつき、腹《はら》ばいになり、つめたい水《みず》のにおいをかぎながら、鹿《しか》のように水《みず》をのみました。はらの中《なか》が、ごぼごぼいうほどのみました。

山《やま》の中《なか》では、もう春蝉《はるぜみ》が鳴《な》いていました。

「ああ、あれがもう鳴《な》き出《だ》したな。あれをきくと暑《あつ》くなるて」

と、海蔵《かいぞう》さんが、まんじゅう笠《がさ》をかむりながらいいました。

ワンポイントアドバイス

5月から6月、ちょっと動けば汗ばむ季節。喉が渇いた若者が、水を飲みに山に分け入ります。青葉の匂い、日差し、青空、時々吹く爽やかな風、それに春蝉の鳴き声を体に感じながら、読んでみてください。

春蝉
春に出て来て鳴く蝉です。松林に多いので、「マツゼミ」とも呼ばれます。

まんじゅう笠
頂きが浅くて丸く、饅頭のような形をした編み笠です。

新美南吉
大正2（1913）年 - 昭和18（1943）年
愛知県生まれ。児童文学作家。「ごん狐」「手袋を買いに」「おじいさんのランプ」など、心和む優しい描写や身につまされる物語、考えさせられる道理など、子どもだけでなく大人の心も捉えて離さない作家です。

雨瀟瀟《あめしょうしょう》

永井荷風《ながいかふう》

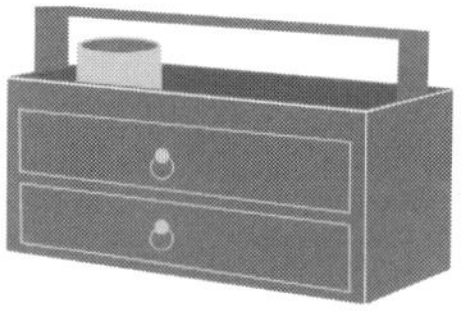

その頃《ころ》のことと云《い》ったとて、いつも単調《たんちょう》なわが身《み》の上《うえ》、別《べつ》に変《かわ》った話《はなし》のあるわけではない。唯《ただ》その頃《ころ》までわたしは数年《すうねん》の間《あいだ》さしては心《こころ》にも留《と》めず成《な》りゆきの儘送《ままおく》って来《き》た孤独《こどく》の境涯《きょうがい》が、つまる処《ところ》わたしの一生《いっしょう》の結末《けつまつ》であろう。此《こ》れから先《さき》わたしの身《み》にはもうさして面白《おもしろ》いこともない代《かわ》りまたさして悲《かな》しい事《こと》も起《おこ》るまい。秋《あき》の日《ひ》のどんよりと曇《くも》って風《かぜ》もなく雨《あめ》にもならず暮《く》れて行《い》くようにわたしの一生《いっしょう》は終《おわ》って行《い》くのであろうというような事《こと》をいわれもなく感《かん》じたままでの事《こと》である。わた

雨瀟瀟
大正11（1922）年に出された随筆です。誰もがある時、「時代が変わった」と、ふと思うものではないでしょうか。荷風は東京から江戸の香りが次第に消えて行くことを、雨の音を頼りに静かに聞いていくのです。

境涯
「身の上」「生きていく上での立場」のことです。

妾
正妻の他に愛し養う女性、おめかけさん。

奴婢
自分の生活の細々としたことを手伝ってくれる、小間使いの男性や女性。

しはもう此の先二度と妻を持ち妾を蓄え奴婢を使《つか》い家畜《かちく》を飼《か》い庭《にわ》には花窓《はなまど》には小鳥《ことり》縁先《えんさき》には金魚《きんぎょ》を飼《か》いなぞした装飾《そうしょく》に富《と》んだ生活《せいかつ》を繰《くり》返《かえ》す事《こと》は出来《でき》ないであろう。時代《じだい》は変《かわ》った。禁酒禁煙《きんしゅきんえん》の運動《うんどう》に良家《りょうけ》の児女《じじょ》までが狂奔《きょうほん》するような時代《じだい》に在《あ》って毎朝煙草盆《まいあさたばこぼん》の灰吹《はいふき》の清《きよ》きを欲《ほっ》し煎茶《せんちゃ》の渋味《しぶみ》と酒《さけ》の燗《かん》の程《ほど》よきを思《おも》うが如《ごと》きは愚《ぐ》の至《いた》りであろう。衣《ころも》は禅僧《ぜんそう》の如《ごと》く自《みずか》ら縫《ぬ》い酒《さけ》は隠士《いんし》を学《まな》んで自《みずか》ら落葉《おちば》を焚《た》いて暖《あたた》むるには如《しか》じと云《い》うような事《こと》を、不図《ふと》ある事《じ》件《けん》から感《かん》じたまでの事《こと》である。

ワンポイントアドバイス

もうこの世の中にはついていけないと思えば、隠者として自分の好きなことを好きにやるしかない、という気持ちにもなります。諦めと楽しみとを表裏に感じながら、読んでみてはいかがでしょうか。

縁先
濡れ縁のすぐ前、縁側の庭寄りの端の部分です。

児女
若い女性のことです。

狂奔
ある目的のために、夢中になって奔走することです。

煙草盆
喫煙具を載せる、盆や箱のことです。

灰吹
煙草盆に付いている、煙草の吸い殻を吹き落とすための竹筒です。

燗
お酒を温めることです。

隠士
中国の隠者のことです。

暖むるには如じ
「（お酒を）温めるにはそうするしか仕方がない」という意味です。

永井荷風
明治12（1879）年 - 昭和34（1959）年
エリート官僚の子として生まれた荷風でしたが、江戸趣味に傾倒し、落語や歌舞伎を嗜みながら小説を書き始めます。死の前日まで四十余年にわたって綴られた「断腸亭日乗」には、自宅が東京大空襲で失われた様子も含まれます。

フランダースの犬《いぬ》

ウィーダ
訳：菊池《きくち》寛《かん》

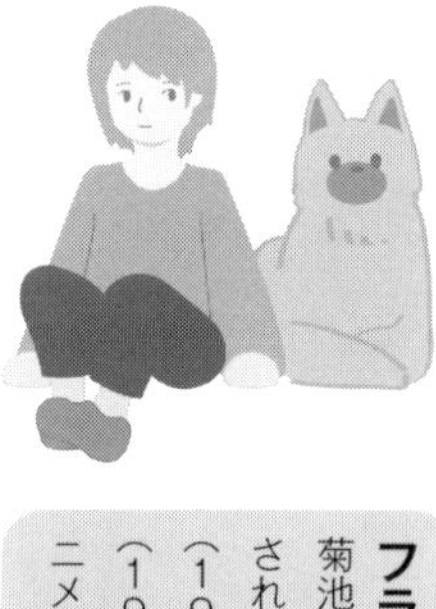

ネルロとパトラッシュ――この二人《ふたり》はさびしい身《み》の上同志《うえどうし》でした。

ふたりともこの世《よ》に頼《たよ》るものなく取《と》り残《のこ》されたひとりぼっち同志《どうし》ですから、その仲《なか》のいいことは言《い》うまでもありません。いや、「仲《なか》がいい」くらいな言葉《ことば》では言《い》いあらわせません。兄弟《きょうだい》でもこれほど愛《あい》し合《あ》っている者《もの》はまずないでしょう。ほんとにこれ以上《いじょう》の親《した》しさはかんがえられないほどの間柄《あいだがら》でした。しかも、ふたり、と言《い》っても人間同《にんげんどう》志《し》ではないのです。ネルロは、フランスとベルギー

フランダースの犬

菊池寛が訳した本は、昭和４（１９２９）年に出版されました。他に有名なものとしては関猛の訳本（１９３１年、玉川学園出版部）、日高善一の訳本（１９０８年、内外出版協会）などがあります。アニメでも放送されました。

の境《さかい》を流《なが》れるムーズ河《かわ》の畔《ほとり》の田舎町《いなかまち》アンデルスに生《う》まれた少年《しょうねん》。パトラッシュは、フランダース産《さん》の大《おお》きな犬《いぬ》なのです。このふたりは、年数《としかず》から言《い》ったら、いわゆるおなじ年《とし》ですが、一方《いっぽう》はまだあどけない子供《こども》ですのに、一方《いっぽう》はすでに老犬《ろうけん》の部類《ぶるい》に入《はい》っています。ふたりが友達《ともだち》になったそもそものはじまりは、お互《たが》いに同情《どうじょう》し合《あ》ったのがもとで、日《ひ》を経《ふ》るにしたがって、その気持《きもち》はますます深《ふか》まり、今《いま》ではもう切《き》っても切《き》れない親《した》しさにむすびついてしまいました。

ワンポイントアドバイス

この作品に、絵本やアニメで親しんだという人は多いのではないかと思います。菊池寛の訳はちょっと古い感じもしますが、美しい日本語で、優しく子どもたちに語りかけるような雰囲気が漂っています。

フランダース
ベルギー西部、フランス北部にあたるフランドル地方のことをいいます。

経る
文語文の八行下二段活用で、「ふる」と読みます。現代語では八行下一段活用で、「へる」と読むようになりました。

ウィーダ
菊池寛
ウィーダはイギリスの女流作家です。「子どものための物語集」など児童文学作品の他にも、映画化された「二つの旗の下に」などの作品で人気を博しました。菊池寛は戯曲「父帰る」や小説「真珠夫人」などを遺しました。

彼岸過迄《ひがんすぎまで》

夏目《なつめ》漱石《そうせき》

僕《ぼく》は常《つね》に考《かんが》えている。「純粋《じゅんすい》な感情程美《かんじょうほどうつ》くしいものはない。美《うつ》くしいもの程強《ほどつよ》いものはない」と。強《つよ》いものが恐《おそ》れないのは当《あた》り前《まえ》である。僕《ぼく》がもし千代子《ちよこ》を妻《さい》にするとしたら、妻《さい》の眼《め》から出《で》る強烈《きょうれつ》な光《ひかり》に堪《た》えられないだろう。其光《そのひかり》は必《かなら》ずしも怒《いかり》を示《しめ》すとは限《かぎ》らない。情《なさけ》の光《ひかり》でも、愛《あい》の光《ひかり》でも、若《も》しくは渇仰《かつごう》の光《ひかり》でも同《おな》じ事《こと》である。僕《ぼく》は屹度其光《きっとそのひかり》の為《ため》に射竦《いすく》められるに極《きま》っている。それと同程度或《どうていどあるい》はより以上《いじょう》の輝《かがや》くものを、返礼《へんれい》として彼女《かのじょ》に与《あた》えるには、感情家《かんじょうか》として僕《ぼく》が余《あま》りに貧弱《ひんじゃく》だからで

彼岸過迄
明治45（1912）年1月1日から4月29日まで朝日新聞に連載されました。後期3部作「彼岸過迄」「行人」「こころ」の第1作に当たります。短編が集められたような不思議な構造で話が進んでいきます。

妻
妻（さい）は、自分の妻（つま）を人に言う時の表現です。

渇仰
「憧れ、慕うこと」「人やものごとを尊び敬うこと」です。

射竦められる
相手の威圧的な視線、目つきで怖れさせられることをいいます。

返礼
他人から受けた礼に対して、返し報いることです。

感情家
喜怒哀楽の情に動かされやすい人をいいます。

ある。僕は芳烈な一樽の清酒を貰っても、それを味《あじ》わい尽《つ》くす資格《しかく》を持《も》たない下戸《げこ》として、今日迄世間《こんにちまでせけん》から教育《きょういく》されて来《き》たのである。千代子《ちよこ》が僕《ぼく》の所《ところ》へ嫁《よめ》に来《く》れば必《かなら》ず残酷《ざんこく》な失望《ぼう》を経験《けいけん》しなければならない。彼女《かのじょ》は美《うつ》くしい天賦《てんぷ》の感情《かんじょう》を、有《ある》に任《まか》せて惜気《おしげ》もなく夫《おっと》の上《うえ》に注《つ》ぎ込《こ》む代《かわ》りに、それを受《う》け入《い》れる夫《おっと》が、彼女《かのじょ》から精神上《せいしんじょう》の営養《えいよう》を得《え》て、大《おお》いに世《よ》の中《なか》に活躍《かつやく》するのを唯一《ゆいいつ》の報酬《ほうしゅう》として夫《おっと》から予期《よき》するに違《ちがい》ない。

ワンポイントアドバイス

理屈を並べて、自分を納得させるための文章です。娘の「死」と自分の「死」を眼前にした複雑な漱石の心を探るように、ゆっくりしっかり読んでみてください。漱石の文章ならではの味がにじみ出てくるでしょう。

芳烈
「香気が強いこと」「いい匂いがすること」です。

下戸
お酒が飲めない人、酒が好きではない人のことです。

天賦
天から受けた性質、才能です。

営養
今では一般的に「栄養」と書くものの、本来「栄養」は親に孝行をすることを意味していました。大正9（1920）年、内務省に「栄養研究所」が設置されて以降、「栄養」という言葉が現在用いられている意味（生き物が体の外から取り入れた物で、命を保つこと）で使われるようになりました。

予期する
「あらかじめ期待する」という意味です。

夏目漱石
慶応3（1867）年－大正5（1916）年
明治43（1910）年、漱石は伊豆・修善寺で危篤に陥りました。翌年、幼い娘を亡くしています。「彼岸過迄」連載にあたり、読者や関係者へ思いを馳せながら綴られた創作への思いに、文豪の胸の内を垣間見ることができます。

或《ある》阿《あ》呆《ほう》の一生《いっしょう》

芥川龍之介《あくたがわりゅうのすけ》

彼《かれ》は雨《あめ》に濡《ぬ》れたまま、アスファルトの上《うえ》を踏《ふ》んでいった。雨《あめ》はかなり烈《はげ》しかった。彼《かれ》は水沫《しぶき》の満《み》ちた中《なか》にゴム引《びき》の外套《がいとう》の匂《にお》いを感《かん》じた。

すると目《め》の前《まえ》の架空線《かくうせん》が一本《いっぽん》、紫《むらさき》いろの火《ひ》花《ばな》を発《はっ》していた。彼《かれ》は妙《みょう》に感動《かんどう》した。彼《かれ》の上《うわ》着《ぎ》のポケットは彼等《かれら》の同人雑誌《どうじんざっし》へ発表《はっぴょう》する彼《かれ》

或阿呆の一生
昭和2（1927）年、雑誌『改造』に発表された、芥川の自殺後に見つかった作品です。自分の一生を書いたもので、夏目漱石、谷崎潤一郎、宇野浩二などとのことが綴られています。冒頭には、同じ漱石門下の久米正雄に原稿を託すとあります。

ゴム引
防水のために、布にゴムが塗ってあるものをいいます。

架空線
鉄道で、電気機関車や電車に電気を供給するために空中に張った電線、架線です。

同人雑誌
同じ志を持った人たちが、出資し合って出す雑誌です。

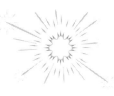

の原稿を隠していた。彼は雨の中を歩きながら、もう一度《いちど》後《うし》ろの架空線《かくうせん》を見上《みあ》げた。架空線《かくうせん》は不相変《あいかわらず》鋭《するど》い火花《ひばな》を放《はな》っていた。彼《かれ》は人生《じんせい》を見渡《みわた》しても、何《なに》も特《とく》に欲《ほ》しいものはなかった。が、この紫色《むらさきいろ》の火花《ひばな》だけは、——凄《すさ》まじい空中《くうちゅう》の火花《ひばな》だけは命《いのち》と取《と》り換《か》えてもつかまえたかった。

ワンポイントアドバイス

芥川という天才が、死の直前に自分の生を振り返って綴った文章です。雨、架空線の火花、ゴムの匂い、こうした物が何を象徴しているのか考えながら、読んでみましょう。儚くも美しい「火花」に、あなたは何を思うでしょうか。

芥川龍之介

明治25(1892)年 - 昭和2(1927)年
小説家として幾多の名作を遺した芥川は、俳人としての顔も持っています。俳号は「我鬼」で、書斎は「我鬼窟(がきくつ)」といいました。後に『澄江堂(ちょうこうどう)』」。命日の7月24日は、「我鬼忌」と呼ばれます。

土佐日記《とさにっき》

紀貫之《きのつらゆき》

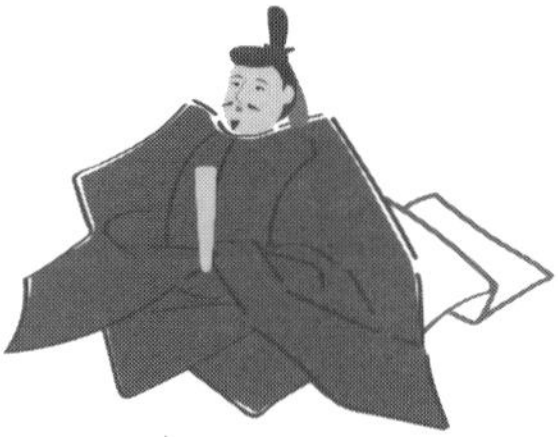

男《おとこ》もすなる日記《にき》といふ《う》ものを、女《おんな》もしてみむ《ん》とて、するなり。

それの年《とし》の、十二月《しわす》の、二十日《はつか》あまり一日《ひとひ》の日《ひ》の、戌《いぬ》の時《とき》に門出《かどで》す。そのよし、いささかに、ものに書《か》きつく。

或人《あるひと》、県《あがた》の四年五年《よとせいつとせ》はてて、例《れい》のことどもみなし終《お》へ《え》て、解由《げゆ》など取《と》りて、住《す》む館《たち》より出《い》でて、船《ふね》に乗《の》るべき所《ところ》へ渡《わた》る。かれこれ、

土佐日記

承平5(934)年頃に書かれました。紀貫之が土佐国から京都に帰る55日間の記録を、虚実取り混ぜて書いたものです。全編、女性の作と仮託して書かれたのは、漢文では書けない心の機微を映すためともいわれます。

男もすなる日記といふものを、女もしてみむとて、するなり。
男も書く日記というものを、女である私もしてみようと思って、書くのです。

それの年の、十二月の、二十日あまり一日の日の、戌の時に門出す。
ある年の十二月二十一日の午後八時に、土佐の国府を出立しました。

そのよし、いささかに、ものに書きつく。
その次第を、少しものに書きつけましょう。

或人、県の四年五年はてて、例のことどもみなし終へて、解由など取りて、住む館より出でて、船に乗るべき所へ渡る。
ある人が、任国の四、五年の勤務を終えて、定例の引き継ぎも完了し、過怠なく任期満了を証明する解由状などを受け取って、住んでいた官舎から出て、船に乗るためのところに行きました。

かれこれ、知る知らぬ、送りす。
あの人、この人、面識のある人ない人たちが、お見送りをしてくれます。

知る知らぬ、送りす。年ごろ、よく比べつる人々《ひとびと》なむ《ん》、別《わか》れ難《がた》く思《おも》ひ《い》て、日《ひ》しきりに、とかくしつつののしるうちに、夜《よ》ふけぬ。二十二日《にじゅうににち》に、和泉《いずみ》の国《くに》までと、平《たいら》かに願《がん》立《た》つ。藤原《ふじわら》のときざね、船路《ふなじ》なれど馬《うま》のはなむけす。上中下《かみなかしも》酔《よ》ひ《い》飽《あ》きて、いとあやしく、塩《しお》海《うみ》のほとりにてあざれあへ《え》り。

ワンポイントアドバイス

男が女の視点で、やっと都に帰れるという喜びと、そしてその土地で亡くした小さな子どものことを思って綴ったものです。その複雑な気持ちを声に出して感じてみましょう。ちょっとした冗談もこの文章に見えますね。

年ごろ、よく比べつる人々なむ、別れ難く思ひて、日しきりに、とかくしつつののしるうちに、夜ふけぬ。
長年、大層親しく付き合ってきた人たちは、特に別れ難く思って、一日中あれこれしながら騒いでいるうちに、夜は更けてしまいました。

二十二日に、和泉の国までと、平かに願立つ。
二十二日に、和泉の国まで平穏にと、神仏に願を立てました。

藤原のときざね、船路なれど馬のはなむけす。
藤原のときざね様は、船路なのに馬のはなむけをしてくれます。

上中下酔ひ飽きて、いとあやしく、塩海のほとりにてあざれあへり。
身分の上中下を問わず、十分に酔って、たいへん妙なことに、海のほとりでふざけ合っています。

紀貫之
貞観10(868)年頃-天慶8(945)年頃
平安前期の歌人。36人の優れた歌人「三十六歌仙」の一人で、他に柿本人麻呂、大伴家持、小野小町などが名を連ねます。同じく三十六歌仙の一人である従兄弟・紀友則たちと、古今和歌集の編集にあたりました。

column2

文豪が愛した味

文豪と呼ばれる人たちは、どのようなものを食べたり飲んだりしながら、文章を綴っていたのでしょう。気になりませんか。

例えば島崎藤村は、滋賀県長浜市にある「山路酒造」の「桑酒」をこよなく愛していました。山路酒造は室町時代、天文年間の創業にまで遡る老舗です。藤村自ら筆を執り、桑酒を注文する手紙を書いています。

この桑酒は、長年江戸から木曽街道を経て京へ上る旅人の疲れを癒やしてきました。不眠症や健胃・整腸に効果がある桑酒は、野生味を残してとろりと甘く、食前酒としてもぴったりです。藤村は晩年、原稿を書き終えた一日の晩酌に、桑酒を飲んでいたのでした。

ところで長野県佐久市には、小林一茶、葛飾北斎、島崎藤村、北原白秋、若山牧水、柳田國男などが滞在した、「天然温泉佐久ホテル」があります。ここには以前、佐藤春夫が太平洋戦争中、佐久へ疎開した際、特別に宿の主人が佐藤のために作った部屋がありました。

残念ながらその部屋は解体され、現在は観ることはできませんが、ここで変わらずおいしく頂けるのが、鯉のうま煮です。また佐藤は、泥鰌を使って作る「むぎわら鮨」をここで食べて、「一種朴訥なうちに雅致のある自然と人工との調和の妙を極めたうまいものである」（「あまから随筆」１９５６年、河出書房）と書いています。

文豪が泊まった宿で、文豪が楽しんだお料理やお酒を飲みながら、その文豪が書いたものを読んでみるというのも、文学観賞の醍醐味でしょう。

第3章

音やせりふを楽しむ音読

最後の章では、音やせりふの妙を楽しみたい作品を紹介します。テンポよく進む物語を味わったり、人間味あふれるせりふで登場人物に成り切ったりしながら、声に出してみましょう。ストレスもスッキリしそうです。

注文《ちゅうもん》の多《おお》い料理店《りょうりてん》

宮沢賢治《みやざわけんじ》

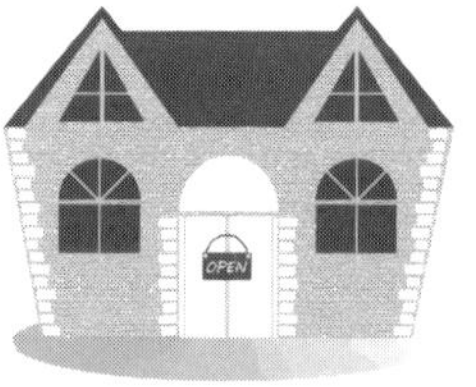

注文の多い料理店

大正10（1921）年に書かれました。森に狩猟にやってきた青年2人が、レストラン「山猫軒」に入ります。そこには「当軒は注文の多い料理店ですからどうかそこはご承知ください」と書いてあります。何が起こるのでしょう！

　二人《ふたり》の若《わか》い紳士《しんし》が、すっかりイギリスの兵《へい》隊《たい》のかたちをして、ぴかぴかする鉄砲《てっぽう》をかついで、白熊《しろくま》のような犬《いぬ》を二疋《にひき》つれて、だいぶ山奥《やまおく》の、木《こ》の葉《は》のかさかさしたとこを、こんなことを云《い》いながら、あるいておりました。

「ぜんたい、ここらの山《やま》は怪《け》しからんね。鳥《とり》も獣《けもの》も一疋《いっぴき》も居《い》やがらん。なんでも構《かま》わないから、早《はや》くタンタアーンと、やって見《み》たいもんだなあ。」

「鹿《しか》の黄《き》いろな横《よこ》っ腹《ぱら》なんぞに、二三発《にさんぱつ》お見《み》

ぜんたい
「そもそも」「もともと」という意味です。

舞《まい》もうしたら、ずいぶん痛快だろうねえ。くるくるまわって、それからどたっと倒《たお》れるだろうねえ。」

それはだいぶの山奥《やまおく》でした。案内《あんない》してきた専門《せんもん》の鉄砲打《てっぽうう》ちも、ちょっとまごついて、どこかへ行《い》ってしまったくらいの山奥《やまおく》でした。

それに、あんまり山《やま》が物凄《ものすご》いので、その白《しろ》熊《くま》のような犬《いぬ》が、二疋《にひき》いっしょにめまいを起《おこ》して、しばらく吠《うな》って、それから泡《あわ》を吐《は》いて死《し》んでしまいました。

ワンポイントアドバイス

ブランドものを着て、格好良く決めたお金持ちの2人が、山に狩猟に出掛けるところを思い浮かべてください。2人の話し方はどうでしょうか。とっても澄まして、上品で、嫌みな感じがしませんか?

宮沢賢治

明治29(1896)年－昭和8(1933)年

賢治が生まれ、その生涯を閉じた岩手県花巻市には、記念館や関連の施設があり、縁の地も点在しています。親交のあった彫刻家・詩人の高村光太郎も花巻で戦中・戦後を過ごしており、自省の日々を送った小屋の隣に記念館が建ちます。

にごりえ

樋口一葉《ひぐちいちよう》

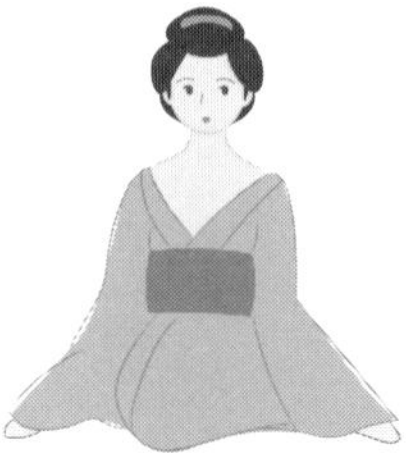

おい木村《きむら》さん信《しん》さん寄《よ》ってお出《いで》よ、お寄《よ》りといったら寄《よ》っても宜《い》いではないか、又《また》素通《すどお》りで二葉《ふたば》やへ行《い》く気《き》だろう、押《おし》かけて行《い》って引《ひき》ずって来《く》るからそう思《おも》いな、ほんとにお湯《ぶう》なら帰《かえ》りにきっとよっておくれよ、嘘《うそ》っ吐《つ》きだから何《なに》を言《い》うか知《し》れやしないと店先《みせさき》に立《た》って馴染《なじみ》らしき突《つっ》かけ下駄《げた》の男《おとこ》をとらえて小言《こごと》をいうような物《もの》の言《い》いぶり、腹《はら》も立《た》たずか言訳《いいわけ》しながら後刻《のち》に後刻《のち》にと行過《いきすぎ》るあとを、一寸舌打《ちょっとしたうち》しながら見送《みおく》って後《のち》にも無《な》いもんだ来《く》る気《き》もない癖《くせ》

にごりえ
明治28（1895）年6月、75枚ほどの小説で30円（1円が現在のおよそ2万円弱）の原稿料が欲しいと言いながら、一葉が書いた作品のひとつです。父親の七回忌をしなければならなかったのです。

お湯
お風呂のことです。

腹も立たずか
「腹も立たないのか」

に、本当《ほんとう》に女房《にょうぼう》もちに成《な》っては仕方《しかた》がないねと店《みせ》に向《む》って閾《しきい》をまたぎながら一人言《ひとりごと》をいえば、高《たか》ちゃん大分《だいぶ》御述懐《ごじゅっかい》だね、何《なに》もそんなに案《あん》じるにも及《およ》ぶまい焼棒杭《やけぼっくい》と何《なに》とやら、又《また》よりの戻《もど》る事《こと》もあるよ、心配《しんぱい》しないで呪《まじない》でもして待《ま》つが宜《い》いさと慰《なぐ》さめるような朋輩《ほうばい》の口振《くちぶり》、力《りき》ちゃんと違《ちが》って私《わた》しには技倆《うで》が無《な》いからね、一人《ひとり》でも逃《のが》しては残念《ざんねん》さ、私《わた》しのような運《うん》の悪《わ》るい者《もの》には呪《まじない》も何《なに》も聞《き》きはしない、今夜《こんや》も又木《またき》戸番《どばん》か何《なん》たら事《こと》だ面白《おもしろ》くもない……

ワンポイントアドバイス

声に出して読むと、江戸っ子が話しているような小気味の良さを感じますね。はじめは意味がわからなくても、早口でトントンと読めるようになると、次第になんとなく空気感や人間関係の雰囲気もつかめてきます。

述懐
愚痴や恨み言を言い立てることです。

焼棒杭
一度懇ろであった人とは簡単にまたよりを戻せるという意味の、「焼け木杭に火が付く」を省略して言ったものです。

呪
この頃吉原の遊郭では、待ち人を呼び寄せるおまじないが流行っていました。

朋輩
友達や仕事仲間のことをいいます。

木戸番
ここでは、店の入口で客引きをしなければならない状況をいっています。

何たら事だ
「どうしたことだ」

樋口一葉
明治5（1872）年－明治29（1896）年
東京生まれ。小説家。死を前にした1年余りの間に、「大つごもり」「たけくらべ」「にごりえ」「十三夜」といった名作を立て続けに書きました。およそ10年にわたって書かれた日記も高い評価を得ています。

門《もん》

夏目漱石《なつめそうせき》

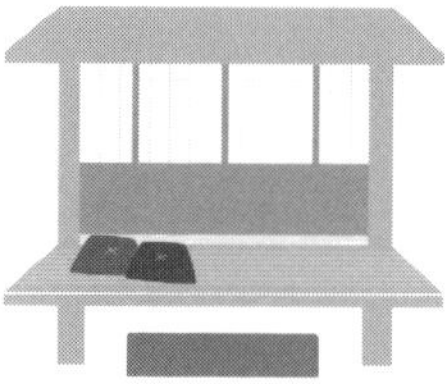

　宗助《そうすけ》は先刻《さっき》から縁側《えんがわ》へ坐蒲団《ざぶとん》を持《も》ち出《だ》して、日《ひ》当《あた》りの好《よ》さそうな所《ところ》へ気楽《きらく》に胡坐《あぐら》をかいてみたが、やがて手《て》に持《も》っている雑誌《ざっし》を放《ほう》り出《だ》すと共《とも》に、ごろりと横《よこ》になった。秋日和《あきびより》と名《な》のつく程《ほど》の上天気《じょうてんき》なので、往来《おうらい》を行《い》く人《ひと》の下駄《げた》の響《ひびき》が、静《しず》かな町《まち》だけに、朗《ほが》らかに聞《きこ》えて来《く》る。肱枕《ひじまくら》をして軒《のき》から上《うえ》を見上《みあげ》ると、奇麗《きれい》な空《そら》が一面《いちめん》に蒼《あお》く澄《す》んでいる。その空《そら》が自分《じぶん》の寝《ね》ている縁側《えんがわ》の窮屈《きゅうくつ》な寸法《すんぽう》に較《くら》べてみると、非常《ひじょう》に広大《こうだい》である。たまの日曜《にちよう》にこうして緩《ゆっ》くり空《そら》を見《み》るだけでも大分《だいぶ》違《ちが》うなと思《おも》いながら、眉《まゆ》を寄《よ》せて、ぎらぎらする日《ひ》を少時《しばらく》

門
明治43（1910）年、朝日新聞に連載されました。社会から後ろ指を指されるような結婚をした宗助と御米の日常が、細やかに描かれています。「我執」を逃れるために禅道を学ぶ宗助は、漱石自身の気持ちにも重なります。

上天気
よく晴れて、とても天気が良いことです。

肱枕
自分の肱を曲げて枕の代わりにすることです。

見詰《みつ》めていたが、眩《まぼ》しくなったので、今度《こんど》はぐるりと寝返《ねがえ》りをして障子《しょうじ》の方《ほう》を向《む》いた。障子《しょうじ》の中《なか》では細君《さいくん》が裁縫《しごと》をしている。
「おい、好《い》い天気《てんき》だな」と話《はな》し掛《か》けた。細君《さいくん》は、
「ええ」と云《い》ったなりであった。宗助《そうすけ》も別《べつ》に話《はなし》がしたい訳《わけ》でもなかったと見《み》えて、それなり黙《だま》ってしまった。しばらくすると今度《こんど》は細君《さいくん》の方《ほう》から、
「ちっと散歩《さんぽ》でも為《し》ていらっしゃい」と云《い》った。然《しか》しその時《とき》は宗助《そうすけ》が唯《ただ》うんと云《い》う生返事《なまへんじ》を返《かえ》しただけであった。

眩しく
江戸時代の方言辞書『物類称呼』に、「『まばゆし』を江戸にて『まぼしい』という」と記されています。江戸弁での言い方です。

細君
他人に対して自分の妻のことを言う言葉です。

それなり
物事の状態や様子が、変わらないままであることをいいます。

ワンポイントアドバイス

夫婦の日常を繊細に描いた絶品だと、漱石に批判的だった小説家・正宗白鳥は記しています。秋の縁側の風景が目に浮かびますね。日だまりにいて、幸せをいっぱい感じているところを思い浮かべたら、どんな香りがするでしょうか。

夏目漱石
慶応3（1867）年－大正5（1916）年
明治40（1907）年、漱石は勤めていた大学を辞め、朝日新聞社の専属作家となりました。そして、「三四郎」「それから」「門」などを連載していきます。執筆中に患った胃潰瘍にはその後も悩まされることになります。

ごめん下《くだ》さい

島崎藤村《しまざきとうそん》

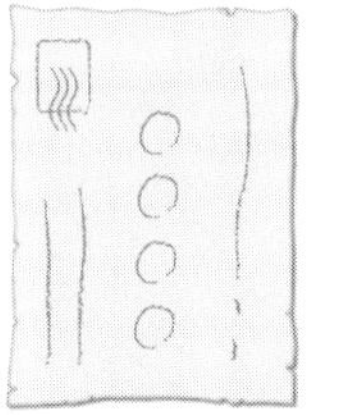

「先生《せんせい》——ごめん下《くだ》さい、新年早々《しんねんそうそう》から。」

ことしの正月《しょうがつ》のことであった。ある未知《みち》の少年《しょうねん》から、こういう書出《かきだ》しの葉書《はがき》を貰《もら》った。それには可愛《かわい》らしい筆蹟《ひっせき》で次《つぎ》のような言葉《ことば》も認《したた》めてあった。

「でも僕《ぼく》、気《き》にかかって仕方《しかた》がないのです。というのは、先生《せんせい》がいつも『達《たち》』という字《じ》を間違《まちが》っていられるからです。こんなことは、どうでもいいのですが、どうも先生《せんせい》の御写真《おしゃしん》を見《み》ておりますと気《き》にかかりますので、お知《し》

ごめん下さい

昭和11（1936）年に出版された随筆、『桃の雫』に収められています。初版の帯には「藤村の感想集」とあります。人生とは何かを考えさせると同時に、藤村の意志、粘り強さの源を垣間見ることができます。

らせいたします。今年もよいお仕事をして下さい。」
とある。
これには、わたしも赤面《せきめん》した。成程《なるほど》、この未知《みち》の少年《しょうねん》が教《おし》えてよこして呉《く》れた通《とお》り、わたしはいつも「達《たち》」という字《じ》を間違《まちが》って書《か》いていた。そして自分等《じぶんなど》の年若《としわか》な時分《じぶん》に一度間違《いちどまちが》って覚《おぼ》え込《こ》んだことは、何十年経《なんじゅうねんた》っても容易《ようい》にそれを改《あらた》めることは出来《でき》ないものだと思《おも》った。

自分等の年若な時分に
「自分たちが年若い時に」という意味です。

ワンポイントアドバイス

藤村の晩年の文章は、滋味に満ちています。矛盾や疑問を、優しい目で見つめて行こうとする筆は、山路を楽しみながら抜けて行くような気持ちにさせます。一句、一文を、山路の草木を愛でるような気持ちで読んでみてください。

島崎藤村
明治5（1872）年 - 昭和18（1943）年
現在の岐阜県生まれ。小説家、詩人。第一詩集『若菜集』は「初恋」などの作品を収めています。小説『破戒』で現実をあるがまま描写する自然主義作家として評価されました。他に『夜明け前』などの代表作があります。

白雪姫《しらゆきひめ》

グリム
訳：菊池《きくち》寛《かん》

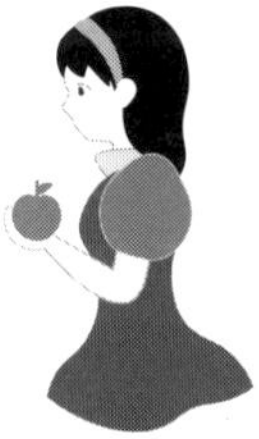

「鏡《かがみ》や、鏡《かがみ》、壁《かべ》にかかっている鏡《かがみ》よ。国《くに》じゅうで、だれがいちばんうつくしいか、いっておくれ。」

すると、鏡《かがみ》はいつもこう答《こた》えていました。

「女王《じょおう》さま、あなたこそ、お国《くに》でいちばんうつくしい。」

それをきいて、女王《じょおう》さまはご安心《あんしん》なさるのでした。というのは、この鏡《かがみ》は、うそをいわないということを、女王《じょおう》さまは、よく知《し》っていられたからです。

白雪姫
ドイツ人・グリム兄弟の「グリム童話」に収録されています。同様の話は、ドイツ以外にもヨーロッパ各国に残っている他、インドや南アメリカにもあるといわれています。日本では明治以降、数多く翻訳されています。

女王
「じょうおう」ではなく「じょおう」と読むのは、江戸弁の名残りです。

そのうちに、白雪姫は、大きくなるにつれて、だんだんうつくしくなってきました。お姫《ひめ》さまが、ちょうど七《なな》つになられたときには、青々《あおあお》と晴《は》れた日《ひ》のように、うつくしくなって、女王《じょおう》さまよりも、ずっとうつくしくなりました。ある日《ひ》、女王《じょおう》さまは、鏡《かがみ》の前《まえ》にいって、おたずねになりました。

「鏡《かがみ》や、鏡《かがみ》、壁《かべ》にかかっている鏡《かがみ》よ。国《くに》じゅうで、だれがいちばんうつくしいか、いっておくれ。」

ワンポイントアドバイス

「白雪姫」の冒頭、とても有名な場面です。自分が女王になった気持ちで、実際に鏡に呼び掛けるように読んでみてはいかがでしょうか。美しさ以外にも、口を大きく開けて読んでいるか、確かめてみましょう！

グリム
菊池 寛
ヤーコプとウィルヘルムのグリム兄弟は、ドイツの文献学者、言語学者です。「ヘンゼルとグレーテル」「赤ずきん」などの民話を集め、再編成しました。菊池寛は著作権の擁護などを目的に、文芸家協会を設立した功績もあります。

暦《こよみ》

壺井《つぼい》栄《さかえ》

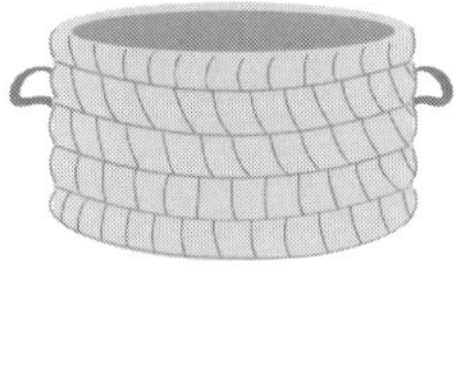

びっくりした嫁《よめ》さんは、何《なん》の謂《い》われもないのにただで貰《もら》えないと云《い》う。重吉《じゅうきち》は子供《こども》のような顔《かお》になり、

「お前《まえ》にやるんじゃない、腹《はら》の中《なか》のねねにやるんじゃ。また初節句《はっせっく》にや団子《だんご》でも食《く》わしておくれ。お前《まえ》のお祖父《じい》やんとうらとは小《こ》んまい時《とき》朋輩《ほうばい》じゃったんじゃ。これでもお前《まえ》昔《むかし》やうらも子供《こども》じゃったせにな」

そんな風《ふう》で重吉《じゅうきち》はそれが道楽《どうらく》のように十年《じゅうねん》、二十年《にじゅうねん》、遠《とお》くは五六十年《ごろくじゅうねん》の昔《むかし》の誼《よし》みをさぐり出《だ》しては手桶《ておけ》やすしはんぼを配《くば》った。やりたい

暦

昭和15（1940）年に発表され、新潮社文芸賞を受賞した出世作です。祖母の十七回忌と父の三回忌に、故郷を離れた姉たちを呼び寄せて法事を行う話を機軸に、家族の温かい結びつきが描かれています。

ねね

赤ちゃんのことをいいます。

お前のお祖父やんとうらとは小んまい時朋輩じゃったんじゃ。

「お前のおじいさんと私は、小さい時友達だったのだよ」

昔やうらも子供じゃったせにな

「昔は自分だって子どもだったのだから」

すしはんぼ

寿司を盛り付ける時に使われる、寿司桶です。

所は次々と出て来た。時には藁を買って来て飯櫃《めしびつ》入《い》れを作《つく》った。鬢《びん》も頬髯《ほおひげ》も白髪《はくはつ》になった重吉《じゅうきち》が表《おもて》に筵《むしろ》をひろげた上《うえ》で、「文明開化《ぶんめいかいか》」を歌《うた》いながら、不器用《ぶきよう》に見《み》える太《ふと》い指《ゆび》を器用《きよう》に動《うご》かして作《つく》る飯櫃《めしびつ》入《い》れは藁《わら》に艶《つや》が増《ま》したように綺麗《きれい》に出来《でき》上《あが》ってゆく。それでも一《ひと》たび千吉《せんきち》が家《いえ》の前《まえ》の細道《ほそみち》を、昔《むかし》のままの猫背《ねこぜ》をよけい丸《まる》めたような姿《すがた》で息《いき》せき切《き》って現《あらわ》れ、親方《おやかた》あ、と声《こえ》がかかると重吉《じゅうきち》は、よし来《き》た、と立《た》ち上《あが》る。此頃《このごろ》では千吉《せんきち》が呼《よ》びに来《く》るのが楽《たの》しみで、重吉《じゅうきち》はいそいそと竹割《たけわり》を持《も》って浜《はま》へ下《お》りて行《い》った。

ワンポイントアドバイス

香川県小豆島の優しい言葉が、キラキラと行間からも感じられます。それと同時にこの作品の根底には、家族への愛があふれています。名作「二十四の瞳」の原点は、この小説にあるといっても過言ではありません。

飯櫃入れ
ご飯を入れておく桶です。

鬢
髪の毛の左右側面の部分をいいます。

「文明開化」
「半髪頭（はんぱつあたま）を叩いてみれば因循姑息（いんじゅんこそく）の音がする。総髪頭（そうはつあたま）を叩いてみれば王政復古の音がする。散切頭（ざんぎりあたま）を叩いてみれば文明開化の音がする」という文句の歌です。

竹割
竹を割るための「鉈（なた）」のような道具です。

壺井 栄
明治33（1900）年 - 昭和42（1967）年
香川県生まれ。小説家。代表作「二十四の瞳」で名高い作家です。他に「柿の木のある家」「母のない子と子のない母と」などの作品を書きました。同郷の夫・壺井繁治は詩人で、「果実」「抵抗の精神」などの著書があります。

勧進帳《かんじんちょう》

三世並木五瓶《さんせいなみきごへい》

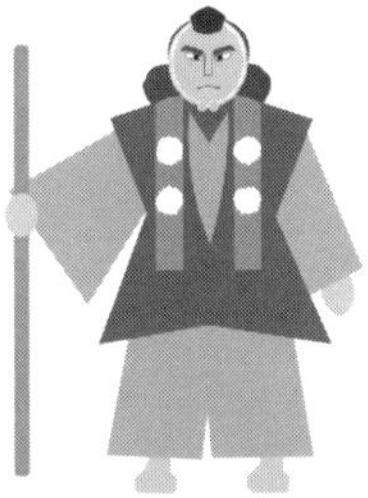

富樫《とがし》 して、山伏《やまぶし》の出立《いでたち》は。
弁慶《べんけい》 すなわちその身《み》を不動明王《ふどうみょうおう》の尊容《そんにょう》に象《かたど》るなり。
富樫《とがし》 頭《かしら》に戴《いただ》く兜巾《ときん》は如何《いか》に。
弁慶《べんけい》 これぞ五智《ごち》の宝冠《ほうかん》にて十二因縁《じゅうにいんねん》の襞《ひだ》を取《と》ってこれを戴《いただ》く。
富樫《とがし》 掛《か》けたる袈裟《けさ》は。

勧進帳
天保11（1840）年3月5日、江戸河原崎座の中幕に上演されました。能の「安宅」を骨子として、七代目市川團十郎（当時、市川海老蔵）の意向に従って執筆したものです。歌舞伎十八番のひとつです。

して、山伏の出立は
「どうしてなのか、山伏の扮装は」

すなわちその身を不動明王の尊容に象るなり
「内に優しく、外に対して強い姿である不動明王の尊い姿を象ったものなのだ」

頭に戴く兜巾は如何に
「頭に付けている兜巾は何なのか」

これぞ五智の宝冠にて十二因縁の襞を取ってこれを戴く
「これは五智円満という意味を持った冠りもので、『十二因縁』を象る十二の襞がついている」

掛けたる袈裟は
「着ている袈裟は？」

弁慶　九会曼陀羅の柿の篠懸。
富樫《とがし》　足《あし》にまといしはばきは如何《いか》に。
弁慶《べんけい》　胎蔵黒色《たいぞうこくしき》のはばきと称《しょう》す。
富樫《とがし》　さて又《また》、八《や》つのわらんずは。
弁慶《べんけい》　八葉《はちよう》の蓮華《れんげ》を踏《ふ》むの心《こころ》なり。
富樫《とがし》　出《い》で入《い》る息《いき》は。
弁慶《べんけい》　阿吽《あうん》の二字《にじ》。

ワンポイントアドバイス

山伏の変装がバレたら殺されてしまう……そんな切迫した事態で、質問に答えて行かなければなりません。ドキドキしますね。でもそのドキドキを隠して、威勢良く答える弁慶。さあ、力を込めて読んでください！

九会曼陀羅の柿の篠懸
「柿色の法衣は、いわば仏教の曼陀羅だと思ってくれ」

足にまといしはばきは如何に
「足につけている脚絆（きゃはん。すねに付ける布）はどういうものなのだ」

胎蔵黒色のはばきと称す
「これは曼陀羅の胎蔵界を意味する黒い脚絆だ」

さて又、八つのわらんずは
「それでは、八つ飛び出たところのある草鞋は？」

八葉の蓮華を踏むの心なり
「常に八つの花びらを持つ蓮の上に乗っているつもりで踏んでいるのだ」

出で入る息は
「山伏の呼吸は？」

阿吽の二字
「阿吽の二字の心だ」

三世並木五瓶
1790年－1855年
歌舞伎狂言作者。「並木五瓶」は代々襲名され、初代の並木五瓶は、「金門五三桐（きんもんごさんのきり）」「五大力恋緘（ごだいりきこいのふうじめ）」などで人気を集めました。「勧進帳」を書いたのは三代目に当たります。

地獄変《じごくへん》

芥川龍之介《あくたがわりゅうのすけ》

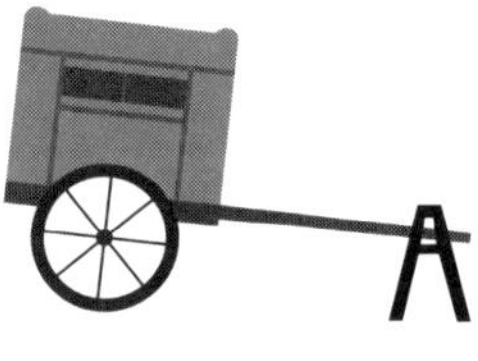

堀川《ほりかわ》の大殿様《おおとのさま》のような方《かた》は、これまでは固《もと》より、後《のち》の世《よ》には恐《おそ》らく二人《ふたり》とはいらっしゃいますまい。噂《うわさ》に聞《き》きますと、あの方《かた》の御誕生《おたんじょう》になる前《まえ》には、大威徳明王《だいいとくみょうおう》の御姿《おすがた》が御母君《おんははぎみ》の夢枕《ゆめまくら》にお立《た》ちになったとか申《もう》す事《こと》でございますが、兎《と》に角《かく》御生《おうま》れつきから、並々《なみなみ》の人間《にんげん》とは御違《おちが》いになっていたようでございます。でございますから、あの方《かた》の為《な》さいました事《こと》には、一《ひと》つとして私《わたくし》どもの意表《いひょう》に出《で》ていないものはございません。早《はや》い話《はなし》が堀川《ほりかわ》のお邸《やしき》の御規模《ごきぼ》を拝見致《はいけんいた》しましても、壮大《そうだい》と申《もう》しましょうか、豪放《ごうほう》と申《もう》し

地獄変
大正7(1918)年に発表されました。「芸術の完成のためにはいかなる犠牲も厭わない」という芥川の考えに貫かれた、倫理を問う作品です。三島由紀夫の手により、歌舞伎の作品としても上演されました。

堀川の大殿様
実際には誰か小説の中では特定できませんが、通常堀川殿といえば、藤原兼通（925〜977）かと考えられます。

大威徳明王
密教では西方の守護者とされ、六面六臂六脚で水牛の上に乗った姿を表されています。

意表に出ていない
「意表に出る」は、「意表を突く」と同様の意味です。

豪放
度量が大きく、大胆で、細かいことにこだわらない様です。

凡慮
凡人の考えること、平凡な考えです。

ましょうか、到底私《わたくし》どもの凡慮には及ばない、思《おも》い切《き》った所《ところ》があるようでございます。中《なか》にはまた、そこを色々《いろいろ》とあげつらって大殿様《おおとのさま》の御性行《ごせいこう》を始皇帝《しこうてい》や煬帝《ようだい》に比《くら》べるものもございますが、それは諺《ことわざ》に云《い》う群盲《ぐんもう》の象《ぞう》を撫《な》でるようなものでもございましょうか。あの方《かた》の御《お》思召《ぼしめし》は、決《けっ》してそのように御自分《ごじぶん》ばかり、栄《えい》耀栄華《ようえいが》をなさろうと申《もう》すのではございません。それよりはもっと下々《しもじも》の事《こと》まで御考《おかんが》えになる、云《い》わば天下《てんか》と共《とも》に楽《たの》しむとでも申《もう》しそうな、大腹中《だいふくちゅう》の御器量《ごきりょう》がございました。

ワンポイントアドバイス

嵐の前の静けさというような感じで、物語が始まっていきます。「地獄変」というタイトルも気になりますね。時代は平安時代の前期、日本独自の文化が花開き始めるという時代を思い浮かべて読んでみてください。

御性行
「性行」は「その人の性質と普段の行い」です。

始皇帝
紀元前221年に天下を統一した、秦の始皇帝です。

煬帝
隋王朝第二代皇帝。兄を失脚させ、父を殺して即位した悪逆な皇帝です。

群盲の象を撫でる
「群盲、象を評す」ともいいます。凡人は大きな仕事や偉人のごく一部しか把握できない、という意味です。

栄耀栄華
今を盛りとときめくこと、あるいは非常に贅沢なことです。

大腹中
度量の大きいこと、太っ腹であることをいいます。

芥川龍之介
明治25(1892)年－昭和2(1927)年
芥川は「宇治拾遺物語」に題材を得て、「地獄変」を書きました。他に古典に取材した作品として、「芋粥」「藪の中」などがあります。真相がわからないことを「藪の中」といいますが、これは芥川の小説から来ています。

太陽《たいよう》のない街《まち》

徳永直《とくながすなお》

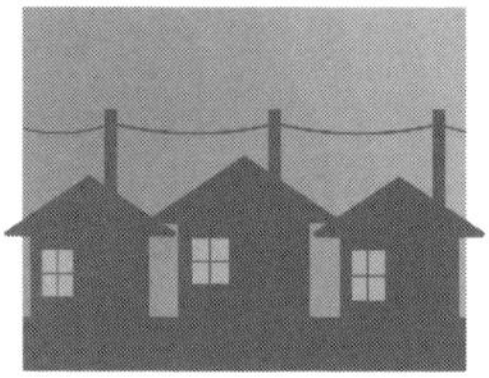

遮断線《しゃだんせん》が解《ど》かれた。

人波《ひとなみ》が、堰《せき》を弾《は》じいて、流《なが》れだした。その時《とき》、

——痛《いて》えッ、コン畜生《ちくしょう》ッ、気《き》を付《つ》けろッ！

流《なが》れに揉《も》まれていたモジリを着《き》た男《おとこ》が、飛《と》び上《あが》るように叫《さけ》んだ。黄色《きいろ》いレインコートを着《き》た男《おとこ》が突然彼《とつぜんかれ》の胸《むね》にぶっつかったからである。

太陽のない街
昭和4（1929）年、雑誌『戦旗』に連載されました。東京都文京区小石川にあった共同印刷を舞台にした、ストライキを題材に書かれた小説です。川端康成などに賞賛され、舞台化、映画化もされています。

遮断線
「進入禁止」を表すテープです。

モジリ
男性用の外套（がいとう）です。

——何しやがるんでい。——同じように
ぶっつかられた二《に》、三人《さんにん》が一度《いちど》に叫《さけ》んだ。モ
ジリは、屈強《くっきょう》な腕《うで》をのばして、この乱暴《らんぼう》な洋《よう》
服男《ふくおとこ》の、レインコートの端《はし》をつかんだ。
——そいつを捕《とら》えろ！
しかし、レインコートは、つかまれながら、
群衆《ぐんしゅう》の肩越《かたご》しに右腕《みぎうで》をつき出《だ》して、そう叫《さけ》ん
だ。

ワンポイントアドバイス

川端康成が賞賛するほどの、切れの良い文章です。テンポよく読んでみてください。そしてこの文章には、生き死にを懸けるような力もこもっています。底辺で働いていた人たちの息遣いを感じてください。

徳永直

明治32（1899）年－昭和33（1958）年
熊本県生まれ。小説家。上京し、大正15（1926）年に共同印刷で起きた労働争議に加わり、自らの体験から「太陽のない街」をプロレタリア文学誌『戦旗』に連載しました。他に「妻よねむれ」などの作品があります。

雪《ゆき》の女王《じょうおう》

アンデルセン
訳：楠山正雄《くすやままさお》

　さあ、よく聞《き》いていらっしゃい、これから始《はじ》めますよ。お話《はなし》のおしまいになりますと、そいつが悪《わる》い魔法使《まほうつか》いであること、その仲間《なかま》でも一番《いちばん》いけない奴《やつ》で、それこそまがいなしの「悪魔《あくま》」であったことが分《わ》かって、はじめ分《わ》からなかったことがよく分《わ》かってくるのです。さてある日《ひ》のこと、その魔法使《まほうつか》いは鏡《かがみ》を一《ひと》つ作《つく》り上《あ》げたというので、大層《たいそう》な御機嫌《ごきげん》でした。その鏡《かがみ》というのは、どんな結構《けっこう》な美《うつく》しいものでも、それに照《て》らして見《み》ますと、ごくごくつまらないものに縮《ちぢ》かんでうつりましたが、その代《かわ》り

雪の女王
1844年に出版された、アンデルセンの童話です。ディズニーが2013年、この作品を原案に映画「アナと雪の女王」を制作し、翌年公開された日本でも大ヒットとなりました。童話と映画では、お話は別の物となっています。

くだらない、みっともない様子《ようす》をしたものは、よけいはっきりといかにもいやに映《うつ》るというふしぎな性質《せいしつ》を持《も》った鏡《かがみ》でした。どんな美《うつく》しい景色《けしき》もこの鏡《かがみ》に映《うつ》すと、ゆでたほうれん草《そう》のように見《み》え、りっぱな人達《ひとたち》もへんな恰好《かっこう》になって、胴体《どうたい》の無《な》い頭《あたま》だけでさか立《だ》ちをしたりします。顔《かお》は見《み》ちがえるほどゆがんでしまい、たった一《ひと》つぼっちのそばかすでも、ずっと大《おお》きく、鼻《はな》や口《くち》の上一杯《うえいっぱい》に大《おお》きくひろがって映《うつ》るのです。こりゃ面白《おもしろ》いなと、その「悪魔《あくま》」は思《おも》いました。

ワンポイントアドバイス

悪魔の発明した鏡を使うと、どうなるのでしょうか？　自分の欠点や悪い所を映されたら、どうしましょうか？　自分を見つめるいいきっかけになるかもしれません。自分が悪魔になったつもりで読んでみましょう！

ハンス・クリスチャン・アンデルセン
楠山正雄

アンデルセンはデンマークの童話作家、小説家です。「人魚姫」「マッチ売りの少女」「裸の王様」「絵のない絵本」など、珠玉の作品を数多く遺しました。楠山正雄は国内外の童話の紹介や、百科事典の編集で活躍しました。

ヴィヨンの妻《つま》

太宰治《だざいおさむ》

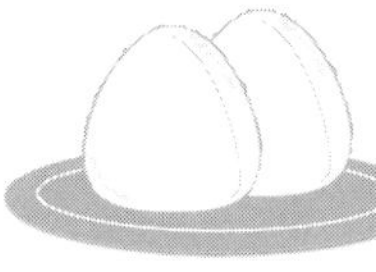

　あわただしく、玄関《げんかん》をあける音《おと》が聞《きこ》えて、私《わたし》はその音《おと》で、眼《め》をさましましたが、それは泥酔《でいすい》の夫《おっと》の、深夜《しんや》の帰宅《きたく》にきまっているのでございますから、そのまま黙《だま》って寝《ね》ていました。

　夫《おっと》は、隣《となり》の部屋《へや》に電気《でんき》をつけ、はあっはあっ、とすさまじく荒《あら》い呼吸《こきゅう》をしながら、机《つくえ》の引出《ひきだ》しや本箱《ほんばこ》の引出《ひきだ》しをあけて掻《か》きまわし、何《なに》やら捜《さが》している様子《ようす》でしたが、やがて、どたりと畳《たたみ》に腰《こし》をおろして坐《すわ》ったような物音《ものおと》

ヴィヨンの妻
戦後の太宰治の代表作です。酒を飲み、借金を重ね、女を作り、盗み、恐喝までする男を、妻の立場から批判的に戯画化した作品です。こんな男を否定しながら、他人に理解されない真実のあることも訴えていきます。

が聞《きこ》えまして、あとはただ、はあっはあっと
いう荒《あら》い呼吸《こきゅう》ばかりで、何《なに》をしている事《こと》やら、
私《わたし》が寝《ね》たまま、
「おかえりなさいまし。ごはんは、おすみで
すか？　お戸棚《とだな》に、おむすびがございますけ
ど」
と申《もう》しますと、
「や、ありがとう」といつになく優《やさ》しい返事《へんじ》
をいたしまして、「坊《ぼう》やはどうです。熱《ねつ》は、
まだありますか？」とたずねます。

ワンポイントアドバイス

太宰の芥川賞受賞を阻んだといわれ、確執が生じた川端康成も、後に賛辞を送っています。表面的な弱さの中に、しっかりと強靭な力が宿る文体を深く味わうと、太宰の虜になってしまいます。

太宰 治

明治42（1909）年－昭和23（1948）年
青森県生まれ。小説家。「ヴィヨンの妻」は、太宰が
この世を去る前の年に発表されました。翌年発表
された「桜桃」などと並び、終の棲家となった東京
都三鷹市での暮らしぶりもうかがえます。三鷹に
移り住んだのは、30歳の時でした。

どんぐりと山猫《やまねこ》

宮沢賢治《みやざわけんじ》

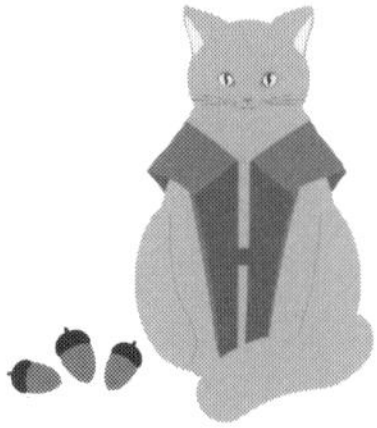

おかしなはがきが、ある土曜日《どようび》の夕《ゆう》がた、一郎《いちろう》のうちにきました。

かねた一郎《いちろう》さま　九月十九日《くがつじゅうくにち》
あなたは、ごきげんよろしいほで、けっこです。
あした、めんどなさいばんしますから、おいでんなさい。とびどぐもたないでくなさい。
山《やま》ねこ　拝《はい》

どんぐりと山猫

宮沢賢治が自費出版した童話集『注文の多い料理店』に収められている作品です。今も読み継がれる名作を数多く遺している賢治ですが、生前に刊行された童話集はこの1冊だけでした。全部で9つの作品を収めています。

こんなのです。字はまるでへたで、墨もがさがさして指《ゆび》につくくらいでした。けれども一《いち》郎《ろう》はうれしくてうれしくてたまりませんでした。はがきをそっと学校《がっこう》のかばんにしまって、うちじゅうとんだりはねたりしました。ね床《どこ》にもぐってからも、山猫《やまねこ》のにゃあとした顔《かお》や、そのめんどうだという裁判《さいばん》のけしきなどを考《かんが》えて、おそくまでねむりませんでした。

けれども、一郎《いちろう》が眼《め》をさましたときは、もうすっかり明《あか》るくなっていました。

ワンポイントアドバイス

山猫からの手紙！　手紙の部分は何度か読んでみないと、何が書いてあるのかわからないかもしれません。目を凝らして、声に出して読んでみてください。面倒な裁判に呼ばれるのです。考えただけでワクワクしますね！

宮沢賢治

明治29（1896）年－昭和8（1933）年

賢治は盛岡高等農林農芸化学科を卒業した後、農学校の教師となります。死にゆく妹への愛と青春の暗い想念に悩みながらも、ユーモアを忘れない作品を作っていきました。妹の死を悼んだ詩「永訣の朝」も広く知られます。

井伏鱒二《いぶせますじ》宛《あて》(1)

太宰治《だざいおさむ》

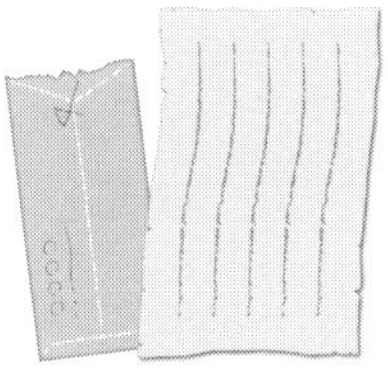

謹啓《きんけい》

風《かぜ》のように行《い》ってすぐ帰《かえ》らなければならず、お目《め》にかかりすぐまた甲府《こうふ》へ帰《かえ》らなければならず、かなしく存《ぞん》じました。

私《わたし》もきっといい作家《さっか》になります。お名《な》をはずかしめないよう、高《たか》い精進《しょうじん》いたします。

くるしいこともございました。

でも、ほんとうにおかげさまでございました。一日一日《いちにちいちにち》愚《おろ》かな私《わたし》にも、井伏様《いぶせさま》、御一家《ごいっか》様《さま》の、こまかい、お心使《こころづか》い、わかってまいり、「感奮《かんぷん》」という言葉《ことば》を、実感《じっかん》でもって、ほと

井伏鱒二宛

昭和14(1939)年1月10日付けの書簡です。井伏鱒二の紹介で石原美知子と見合いをして結婚した太宰は、甲府に新居を構えます。そしてその新居で心機一転を図るのです。この決心を井伏に宛てた手紙です。

感奮

強く感動して奮い立つこと、感じて奮起することをいいます。

んど肉体的に、ショックされて居ります。

仕事《しごと》します。

遊《あそ》びませぬ。

うんと永生《ながい》きして、世《よ》の人《ひと》たちからも、立《りっ》派《ぱ》な男《おとこ》と言《い》われるよう、忍《しの》んで忍《しの》んで努力《どりょく》いたします。

けっして、巧言《こうげん》では、ございませぬ。

もう十年《じゅうねん》、くるしさ、制御《せいぎょ》し、少《すこ》しでも明《あか》るい世《よ》の中《なか》つくることに、努力《どりょく》するつもりで、ございます。

ワンポイントアドバイス

太宰治らしい、畳み掛けて人を納得させるような文章です。「巧言ではないこと」を信じてほしいと懇願する様子が目に見えるようです。しかし幸せと同時に、生活の苦しさを助けてほしいという思いが行間ににじみ出ています。

巧言
巧みな言葉、口先だけがうまくて実意のないことをいいます。

太宰治
明治42（1909）年－昭和23（1948）年
昭和13（1938）年、太宰は美しい富士山を眺められる名所として知られている、山梨県富士河口湖の天下茶屋に滞在していました。この時の様子を綴ったものが「富嶽百景」として、翌年雑誌に発表されました。

井伏鱒二《いぶせますじ》宛《あて》(2)

太宰治《だざいおさむ》

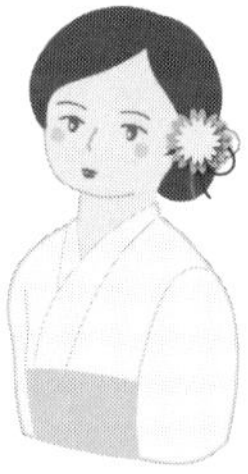

このごろ何《なに》か、芸術《げいじゅつ》に就《つ》いて、動《うご》かせぬ信《しん》仰《こう》、持《も》ちはじめて来《き》ました。

たいてい、大丈夫《だいじょうぶ》と思《おも》います。

自愛《じあい》いたします。

このたびのことは、お礼《れい》とても、言《い》えませぬ。

今後《こんご》を、じっと見《み》ていて下《くだ》さい。

それより他《ほか》はございませぬ。

私《わたし》たちは、きっと、いい夫婦《ふうふ》です。

ありがとうございました。

思《おも》えば、思《おも》うほど、あれもありがたい、こ

井伏鱒二宛

太宰が借りた甲府の町外れの家からは、富士山が見えました。葡萄棚もあり、かすかに汽車の響きが聞こえる家でした。ここで太宰は自分と妻に、侘しさに負けてはいけないと言い聞かせています。甲府での暮らしは8カ月程でした。

れもありがたい、とつぎつぎ、もったいないことばかりで、とにかく、私《わたし》は、しっかり、やります。それより他《ほか》にないのです。しどろもどろの言葉《ことば》にて、さぞお読《よ》み辛《づら》いことと存《ぞん》じますが、真情《しんじょう》、お汲《く》み取《と》り下《くだ》さいまし。

津島修治《つしましゅうじ》

井伏鱒二様《いぶせますじさま》

いちど、六円五十銭《ろくえんごじっせん》の小宅《しょうたく》へおいで下《くだ》さいまし、いまからふたり、たのしみにして居《お》ります。ぜひぜひおいで下《くだ》さいまし。

ワンポイントアドバイス

太宰は田舎にいることが侘しくてたまりませんでした。自分の所へ遊びに来てほしい気持ちが伝わってきます。そして井伏に、頑張るからどうか自分から目を離さないでほしいと懇願しているのです。

津島修治
太宰治の本名です。

六円五十銭
当時の物価は、白米10キロが3円くらいでした。

小宅
「拙宅」と言ったりもします。自宅を謙遜した言い方です。

太宰 治
明治42（1909）年－昭和23（1948）年
太宰は作家・井伏鱒二の紹介で見合いをし、結婚しました。太宰が上京し、東京大学仏文科に入った時分から、井伏との師弟関係が始まりました。井伏は、「ジョン万次郎漂流記」「山椒魚」「黒い雨」などの作品を書いています。

悲《かな》しき玩具《がんぐ》

石川啄木《いしかわたくぼく》

呼吸《いき》すれば、
胸《むね》の中《うち》にて鳴《な》る音《おと》あり。
凩《こがらし》よりもさびしきその音《おと》！

眼《め》閉《と》づれど、
心《こころ》にうかぶ何《なに》もなし。
さびしくも、また、眼《め》をあけるかな。

途中《とちゅう》にてふと気《き》が変《かわ》り、
つとめ先《さき》を休《やす》みて、今日《きょう》も、

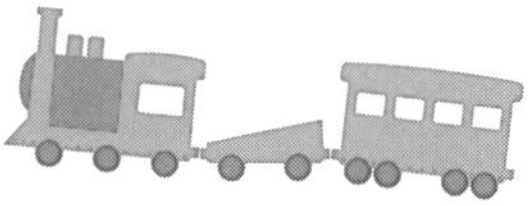

悲しき玩具
明治45（1912）年に出版されました。啄木の歌論に記された「歌は私の悲しい玩具である」という言葉から、歌人・国文学者の土岐善麿（土岐哀果）によって標題が付けられました。晩年の作、194首が収められています。

閉づれど
「閉づれ・ど」は、文語文「ダ行上二段活用」の已然形に逆接の接続詞「ど」がついたものです。ちなみに現代日本語「閉じる」は、「ザ行上一段活用」です。

河岸をさまよへり。

咽喉《のど》がかわき、
まだ起《お》きてゐ《い》る果物屋《くだものや》を探《さが》しに行《ゆ》きぬ。
秋《あき》の夜《よ》ふけに。

遊《あそ》びに出《で》て子供《こども》かへ《え》らず、
取《と》り出《だ》して
走《はし》らせて見《み》る玩具《おもちゃ》の機関車《きかんしゃ》。

ワンポイントアドバイス

啄木の初期の歌に見える甘い情緒は、この最後の歌集では見事に消えてしまい、切迫した生活感情や虚無的な心情が歌われています。貧しさと病苦との闘いを、歌の中に読み取って読んでみましょう。

石川啄木

明治19（1886）年－明治45（1912）年

岩手県生まれ。歌人、詩人。啄木の歌は、五七五七七の言葉を3行で書くことに特徴があります。それと共に、暮らし向きを歌った内容も人々の心を掴むものでした。将来を嘱望されますが、肺結核のため短い生涯を閉じました。

或《あ》る女《おんな》

有島武郎《ありしまたけお》

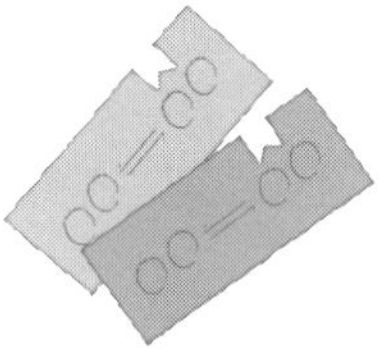

新橋《しんばし》を渡《わた》る時《とき》、発車《はっしゃ》を知《し》らせる二番目《にばんめ》の鈴《ベル》が、霧《きり》とまではいえない九月《くがつ》の朝《あさ》の、煙《けむ》った空気《くうき》に包《つつ》まれて聞《き》こえて来《き》た。葉子《ようこ》は平気《へいき》でそれを聞《き》いたが、車夫《しゃふ》は宙《ちゅう》を飛《と》んだ。そして車《くるま》が、鶴屋《つるや》という町《まち》のかどの宿屋《やどや》を曲《ま》がって、いつでも人馬《じんば》の群《むら》がるあの共同井戸《きょうどういど》のあたりを駆《か》けぬける時《とき》、停車場《ていしゃじょう》の入《い》り口《ぐち》の大戸《おおど》をしめようとする駅夫《えきふ》と争《あらそ》いながら、八分《はちぶ》がたしまりかかった戸《と》の所《ところ》に突《つ》っ立《た》ってこっちを見《み》まもっている青年《せいねん》の姿《すがた》を見《み》た。

「まあおそくなってすみませんでした事《こと》……

或る女
大正8（1919）年出版の作品です。主人公のモデル・早月葉子は、詩人・小説家の国木田独歩と結婚した佐々城信子という人です。結婚生活は2カ月で破局を迎え、葉子はアメリカに向かいます。そしてまた苦悩を味わうのです。

共同井戸
明治時代の中頃までまだ水道はなく、江戸時代のように井戸が共同で使われていました。そこで井戸端会議が開かれていたのです。

駅夫
駅員のことです。

まだ間に合いますかしら」

と葉子《ようこ》がいいながら階段《かいだん》をのぼると、青年《せいねん》は粗末《そまつ》な麦稈帽子《むぎわらぼうし》をちょっと脱《ぬ》いで、黙《だま》ったまま青《あお》い切符《きっぷ》を渡《わた》した。

「おやなぜ一等《いっとう》になさらなかったの。そうしないといけないわけがあるからかえてくださいましな」

といおうとしたけれども、火《ひ》がつくばかりに駅夫《えきふ》がせき立《た》てるので、葉子《ようこ》は黙《だま》ったまま青年《せいねん》とならんで小刻《こきざ》みな足《あし》どりで、たった一《ひと》つだけあいている改札口《かいさつぐち》へと急《いそ》いだ。

ワンポイントアドバイス

近代的自我に目覚めた葉子という女性が、自分の人生を切り拓くように駅に急ぎます。「家」や「親」という束縛から逃れ、愛する男と一緒になろうとするのです。女性が自立して生きて行くという意志を感じながら読んでみましょう。

有島武郎

明治11（1878）年－大正12（1923）年

有島武郎の弟たちもまた、芸術家として活躍しました。洋画家・小説家の有島生馬は文芸雑誌『白樺』を創刊した顔ぶれの一人で、セザンヌを日本に紹介しました。里見弴は小説家で、「多情仏心」などの作品があります。

斜陽《しゃよう》

太宰治《だざいおさむ》

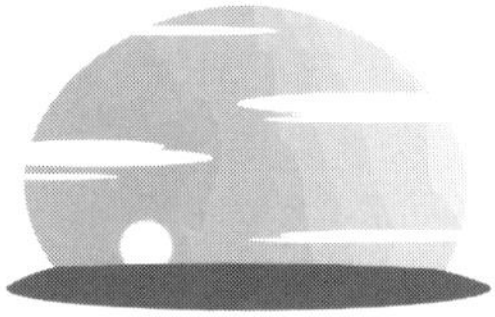

朝《あさ》、食堂《しょくどう》でスウプを一《ひと》さじ、すっと吸《す》って
お母《かあ》さまが、

「あ。」

と幽《かす》かな叫《さけ》び声《ごえ》をお挙《あ》げになった。

「髪《かみ》の毛《け》？」

スウプに何《なに》か、イヤなものでも入《はい》っていた
のかしら、と思《おも》った。

「いいえ。」

お母《かあ》さまは、何事《なにごと》も無《な》かったように、また

斜陽
昭和22（１９４７）年、雑誌『新潮』に連載されました。戦後に没落していく、元貴族たちの生活を描いた長編小説です。そして太宰の実家もまた、没落していく「斜陽」の家の例外ではありませんでした。

ひらりと一《ひと》さじ、スウプをお口《くち》に流《なが》し込《こ》み、すましてお顔《かお》を横《よこ》に向《む》け、お勝手《かって》の窓《まど》の、満開《まんかい》の山桜《やまざくら》に視線《しせん》を送《おく》り、そうしてお顔《かお》を横《よこ》に向《む》けたまま、またひらりと一《ひと》さじ、スウプを小《ちい》さなお唇《くちびる》のあいだに滑《すべ》り込《こ》ませた。ヒラリ、という形容《けいよう》は、お母《かあ》さまの場合《ばあい》、決《けっ》して誇張《こちょう》では無《な》い。婦人雑誌《ふじんざっし》などに出《で》ているお食事《しょくじ》のいただき方《かた》などとは、てんでまるで、違《ちが》っていらっしゃる。

お勝手
台所のことです。

山桜
本来、山地に自生する桜です。

ワンポイントアドバイス

三島由紀夫から、「貴族はこんな話し方はしない」と揶揄された作品ですが、太宰としては上品さを引き立てようとして書いたものでした。その上品さを、できるだけ再現するように読んでみてはいかがでしょうか。

太宰 治
明治42(1909)年－昭和23(1948)年
晩年に書き上げた「斜陽」は多くの読者を獲得し、そのうねりは落ちぶれた上流階級の人たちを指す、「斜陽族」という言葉も生みました。「斜陽」は大地主の家に生を受け、出自に苦悶した太宰を語るのに外せない1冊です。

でんでんむしのかなしみ(1)

新美《にいみ》南吉《なんきち》

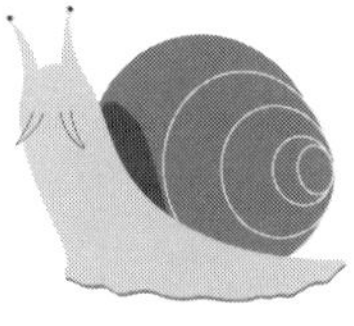

いっぴきの　でんでんむしが　ありました。
ある　ひ　その　でんでんむしは　たいへんな　ことに　きが　つきました。
「わたしは　いままで　うっかりして　いたけれど、わたしの　せなかの　からの　なかには　かなしみが　いっぱい　つまって　いるでは　ないか」
この　かなしみは　どう　したら　よいでしょう。
でんでんむしは　おともだちの　でんでんむしの　ところに　やって　いきました。
「わたしは　もう　いきて　いられません」

でんでんむしのかなしみ

昭和10（1935）年に発表された童話です。平成10（1998）年、インドのニューデリーで行われた国際児童図書評議会の基調講演で、当時の皇后・美智子さまがこの童話を紹介され、幼少時に読み聞かせをしてもらったという話をされました。

と　その　でんでんむしは　おともだちに
いいました。
「なんですか」
と　おともだちの　でんでんむしは　ききま
した。
「わたしは　なんと　いう　ふしあわせな
ものでしょう。わたしの　せなかの　からの
なかには　かなしみが　いっぱい　つまって
いるのです」
と　はじめの　でんでんむしが　はなしまし
た。

ワンポイントアドバイス

人は皆、かなしみを背負って人生を歩いています。では、そのかなしみを乗り越えて歩いて行くにはどうすればいいのでしょうか。お話は次のページに続きますが、新美南吉が書いた答えを読む前に、一度考えてみませんか。

新美南吉
大正2（1913）年－昭和18（1943）年
10代半ばから創作を始めた南吉。代表作「ごん狐」を書いたのは、わずか18歳の時でした。自身は残念ながら29歳で亡くなりますが、戦後、童謡詩人・歌人の巽聖歌の尽力により、その名と作品は広く知られるようになりました。

でんでんむしのかなしみ(2)

新美《にいみ》南吉《なんきち》

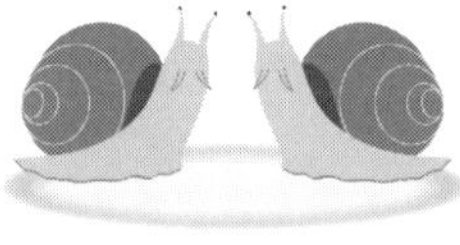

　するとおともだちのでんでんむしは
いいました。
「あなたばかりでは　ありません。わたしの
せなかにも　かなしみは　いっぱいです」
　それじゃ　しかたないと　おもって、はじめの　でんでんむしは、べつの　おともだちの　ところへ　いきました。
　すると　その　おともだちも　いいました。
「あなたばかりじゃ　ありません。わたしの
せなかにも　かなしみは　いっぱいです」
　そこで、はじめの　でんでんむしは　また
べつの　おともだちの　ところへ　いきまし

でんでんむしのかなしみ

絵本としても出版されているお話です。子どもから大人まで読んでほしい作品の1つです。原文はカタカナだけで書かれています。カタカナで書かれたものを読むと、「カナシミ」が刺さるように感じられます。

た。
　こうして、おともだちを　じゅんじゅんに
たずねて　いきましたが、どの　ともだちも
おなじ　ことを　いうので　ありました。
　とうとう　はじめの　でんでんむしは　き
が　つきました。
「かなしみは　だれでも　もって　いるの
だ。わたしばかりでは　ないのだ。わたしは
わたしの　かなしみを　こらえて　いかな
きゃ　ならない」
　そして、この　でんでんむしは　もう、な
げくのを　やめたので　あります。

ワンポイントアドバイス

人の意識は、1つに気が付くと、そこに集中するようにできています。かなしみにフォーカスすると、かなしみだけが見えるようになるのです。新美南吉はかなしみの取扱説明書として、この童話を書いたのかもしれません。

新美南吉
大正2（1913）年－昭和18（1943）年
児童文学作家・新美南吉を支えた巽聖歌は、童謡「たきび」を作詞した人でもあります。南吉より8歳年上で、兄弟のような間柄だった2人。聖歌は南吉に作家として活躍する機会を与えるだけでなく、生活の面倒も見たといいます。

出典・参考文献

変身　カフカ、訳：原田義人……『世界文学大系58 カフカ』筑摩書房

それから　夏目漱石……『それから』岩波書店

濹東綺譚　永井荷風……『現代日本文学大系24 永井荷風集㈡』筑摩書房

少年探偵団　江戸川乱歩……『江戸川乱歩全集 第二十三巻 少年探偵団』講談社

生れ出ずる悩み　有島武郎……『小さき者へ・生れ出ずる悩み』岩波書店

結婚礼賛　武林無想庵……『結婚礼賛』改造社

鼻　芥川龍之介……『芥川龍之介全集 第一巻』岩波書店

漫画家の見たる文芸家の顔　岡本一平……『一平全集 第七巻』先進社

醜い家鴨の子　アンデルセン、訳：菊池寛……『小学生全集 第五巻 アンデルセン童話集』興文社

恩讐の彼方に　菊池寛……新潮文庫『藤十郎の恋・恩讐の彼方に』新潮社

散華抄　岡本かの子……中公文庫『散華抄』中央公論新社

ペンギン　北原白秋……『白秋全集3』岩波書店

退屈読本　佐藤春夫……冨山房百科文庫21『退屈読本 下』冨山房

李陵　中島敦……『中島敦全集 第一巻』筑摩書房

婦系図　泉鏡花……『日本現代文学全集12 泉鏡花集』講談社

文章読本　谷崎潤一郎……新潮文庫『陰翳礼讃・文章読本』新潮社

方丈記　鴨長明……『日本古典文学全集27 方丈記 徒然草 正法眼蔵随聞記 歎異抄』小学館

銀の匙　中勘助……岩波文庫『銀の匙』岩波書店

よだかの星　宮沢賢治……『宮沢賢治全集 第七巻』筑摩書房

歎異抄　唯円……『日本の古典をよむ⑭ 方丈記・徒然草・歎異抄』小学館

この道　北原白秋……『美しい日本の詩歌⑬ 北原白秋童謡詩歌集 赤い鳥小鳥』岩崎書店

冬の蝿　梶井基次郎……新潮文庫『檸檬』新潮社

汚れっちまった悲しみに……　中原中也……『汚れっちまった悲しみに……』童話屋

風立ちぬ　堀辰雄……『21世紀版 少年少女日本文学館7 幼年時代・風立ちぬ』講談社

陰翳礼讃　谷崎潤一郎……新潮文庫『陰翳礼讃・文章読本』新潮社

野菊の墓　伊藤左千夫……『21世紀版 少年少女日本文学館3 ふるさと・野菊の墓』講談社

群衆と孤独　萩原朔太郎……『萩原朔太郎全集 第五巻』筑摩書房

放浪記　林芙美子……新潮文庫『放浪記』新潮社

牛をつないだ椿の木　新美南吉……『新美南吉童話大全』講談社

雨瀟瀟　永井荷風……『現代日本文学大系23 永井荷風集㈠』筑摩書房

フランダースの犬　ウィーダ、訳：菊池寛……『小学生全集 第二十六巻 黒馬物語・フランダースの犬』興文社

彼岸過迄　夏目漱石……『漱石全集 第五巻 彼岸過迄 行人』岩波書店

或阿呆の一生　芥川龍之介……角川文庫

『或阿呆の一生・侏儒の言葉』ＫＡＤＯＫＡＷＡ

土佐日記　紀貫之……『日本古典文学全集9 土佐日記 蜻蛉日記』小学館

注文の多い料理店　宮沢賢治……『宮沢賢治全集 第八巻』筑摩書房

にごりえ　樋口一葉……新潮文庫『にごりえ・たけくらべ』新潮社

門　夏目漱石……新潮文庫『門』新潮社

ごめん下さい　島崎藤村……『藤村全集第十三巻』筑摩書房

白雪姫　グリム、訳：菊池 寛……『グリム 世界名作 白雪姫』光文社

暦　壺井 栄……角川文庫『妻の座・暦』角川書店

勧進帳　三世並木五瓶……『名作歌舞伎全集 第18巻 家の芸集』東京創元社

地獄変　芥川龍之介……『芥川龍之介全集 第三巻』岩波書店

太陽のない街　徳永 直……『現代日本文学大系59 前田河廣一郎 伊藤永之介 徳永直 壺井栄 集』筑摩書房

雪の女王　アンデルセン、訳：楠山正雄……冨山房百科文庫62『アンデルセン童話集3 雪の女王』冨山房

ヴィヨンの妻　太宰 治……『現代文学大系54 太宰治集』筑摩書房

どんぐりと山猫　宮沢賢治……『宮沢賢治全集 第八巻』筑摩書房

井伏鱒二宛　太宰 治……河出文庫『太宰治の手紙 返事は必ず必ず要りません』河出書房新社

悲しき玩具　石川啄木……新潮文庫『一握の砂・悲しき玩具―石川啄木歌集―』新潮社

或る女　有島武郎……『有島武郎全集第四巻』筑摩書房

斜陽　太宰 治……『太宰治集 新潮日本文学35』新潮社

でんでんむしのかなしみ　新美南吉……『でんでんむしのかなしみ』大日本図書

・漢字の振り仮名は、原典を現代仮名遣いに変更しました。原典に振り仮名のない漢字には、文脈より適当と考えられる振り仮名を付しました。
・音読をしやすいように、漢字を新字体に変更した箇所、旧仮名遣いを現代仮名遣いに変更した箇所、字下げをした箇所、行を続けた箇所、符号を省いた箇所等、表記を改めた箇所があります。
・現代の観点では差別的な表現・語句が使われている箇所がありますが、原作の独自性・文化性を踏まえ、そのまま収録しました。

ますます心とカラダを整える おとなのための1分音読

2019年10月18日 初版第1刷発行
2019年11月22日 初版第2刷発行

著　者　山口謠司

カバーイラスト　村山宇希
カバーデザイン　吉村朋子
本文イラスト・デザイン　山田夏実
本文DTP　(有)中央制作社
企　画　徳田祐子(自由国民社)
編　集　上野茜(自由国民社)
校　正　浅沼理恵

発行者　伊藤 滋
発行所　株式会社自由国民社
〒171-0033 東京都豊島区高田3-10-11
電　話　03-6233-0781 (営業部)
03-6233-0786 (編集部)
http://www.jiyu.co.jp/
印刷所　株式会社 光邦
製本所　新風製本株式会社